あのね、かなちゃんに聞いてほしいことがあるの

――緩和ケアが音楽を奏でるとき

儀賀理暁 著

"The practice of medicine is an art, based on science."

William Osler, 1849-1919

目次

主な登場人物

女将　緩和ケア認定看護師（緩和ケアチーム専従）

若女将　緩和ケア認定看護師（緩和ケアチーム専任）

大将　外科医（緩和ケアチーム専任）

番頭　外科医（緩和ケアチーム専従・筆者）

「今、春が来て……」まえがきに代えて

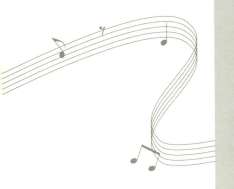

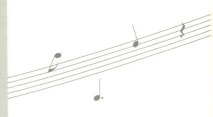

太平洋に面した標高300メートルちょっとの日本平を駆け抜けるご機嫌なルートを、静岡市の駿河区から清水区に……と言うか、静岡から清水に向かって坂を上り始める少し手前の左手に、一軒の蕎麦屋がある。古民家風の佇まいのお店の中には緋毛氈のような絨毯が敷き詰めてあり、掘りごたつ風の小上がりが醸し出す和の趣きが手打ち蕎麦への期待感をいやがうえにも盛り上げてくれる。あれもこれもと迷いながら結局は定番の二品を注文し、蕎麦茶をすすりながら待つこと約15分。目の前に届けられたこしのある独特な味わいの田舎蕎麦と細身で艶やかなせいろ蕎麦の香りを味わいながら、僕はつい先ほど溝口肇さんが奏でてくれたチェロの余韻に浸っていた。

2008年7月、「広げる、深める、つなげる ~技と心~」というテーマを掲げて開催された第13回日本緩和医療学会学術大会は、静岡市駿河区のコンベンションアーツセンターが舞台となった。年々増える会員の数を反映してセッション会場はどこも満員御礼状態で、活気があって良いと言えば良いけれど、はっきり言って居場所がない。でも、何がなんでも参加したい、できれば最前列を確保したいシンポジウムがあった。

その日、緩和ケアと音楽療法のハーモニーについて僕たちに熱く語ってくれたのは、聖路加国際病院の音楽療法士である伊藤マミさん、同院緩和ケア科の林章敏先生、そしてチェリストの溝口肇さん。ディスカッションの後には溝口さんのミニコンサートも開催され、最前列どころか椅子を確保するのも精一杯ではあったけれど、僕もなんとか会場の片隅に紛れ込むことができた。

音楽はいい。自分も好きだ。基本的に「嫌なことばかり」な入院生活の中に音楽があれば、きっとみんな喜ぶと思う、和むと思う、元気が出ると思う。でも、いつ、誰が、どこで、どんな楽器で何の曲を演奏すればいいのだろう、誰が何を歌えばいいのだろう。音楽が好きな人もいれば嫌いな人もいるはずだし、その人の身体と心の状態によっては音楽という存在がふさわしい場合もそうでない場合もあるに違いない。効果が期待される一方で、望ましくない結果が出ることはないのだろうか。そもそも音楽療法って何だろう……。

シンポジウムに一度参加したからと言って、そんな疑問が一つひとつきれいに解決されるというものではない。でも、舞台の上で伊藤さんが奏でてくれたライアーの澄んだ音色は僕の気持ちを透明にしてくれたし、溝口さんの深みのある弦の音色は僕の心をあたためてくれた。

「だからさ、今度一緒に聖路加に行っていろいろと教えてもらおうよ。それで、もし機会があれば、川越にも来てもらいたいなあ。林先生にはさっきちゃんと挨拶しておいたから……」

かつお出汁の効いた蕎麦つゆを辺りに巻き散らかしながら、僕は、女将と大将にそう訴えていた。

僕が勤めている病院のある埼玉県川越市は、江戸とのゆかりの深さから「小江戸」の別名を持ち、２０１６年現在約35万の人々が暮らす、県南西部の中核市である。市内には城跡・神社・寺院・旧跡・歴史的な建造物などが多く残されており、県内で唯一の「歴史都市」に認定されている。また、３６０年以上の時を超えて受け継がれている川越祭りは、この街の秋を彩る風物詩であり、２００５年には「川越氷川祭の山車行事」として国の指定重要無形民俗文化財となった。

僕たちの病院はその川越市の東のはずれにある伊佐沼という外周２㎞ちょっとの沼のほど近くにあり、国道16号線から脇道に入って車を数分走らせると、文字通り〝田んぼの真ん中〟にそびえ立つ様相が視界に飛び込んでくる。

２００６年に成立したがん対策基本法は、それまでの日本のがん診療の現場で不十分とされていたいくつかの問題点の克服を高らかに謳いあげた。緩和ケアの充実も重点的に取り組むべき課題の一つとして掲げられており、これを反映して一定の条件以上の機能を持つ緩和ケアチームを有することが、がん診療連携拠点病院の指定要件に組み込まれた。その条件を満たすため……とは言いたくないが、しかし、全国のそれなりの大きさの病院に雨後の竹の子のように緩和ケアチームが誕生した背景には、そういう時流があったということを否定はできない。その年の９月に当院の緩和ケアチームが立ち上げられた理由も、（残念ながら）例外ではなかったのだと思う。

いずれにせよ、もともと高度救命救急センターと総合周産期母子医療センターを有していた当院は、さらに地域がん診療連携拠点病院としての役割を担うこととなった。

緩和ケアとは、生命を脅かす疾患による問題に直面している患者とその家族に対して、痛みやその他の身体的問題、心理社会的問題、スピリチュアルな問題を早期に発見し、的確なアセスメントと対処(治療・処置)を行うことによって、苦しみを予防し、和らげることで、生活の質を改善するアプローチである。

2002年、世界保健機関は、緩和ケアをこう定義し直した。ここには、緩和ケアの対象はがんだけでも、患者だけでも、終末期だけでもないと明記されている。

ターミナルケアと言うのが精一杯で、まだ緩和ケアという言葉さえなかった頃に医師免許を拝受した僕は、大学に入学したときからめざしていた外科医への道を歩み始めた。しかし、外科だろうが内科だろうが、がんだろうががんではなかろうが、目の前にいる患者さんやそのご家族が病そのものはもちろん、それにまつわる様々な問題に苦しみ、そしてその苦しみからの解放を望んでいることに対してほぼ何も応えられない自分の無力さを思い知る日々が続いた。なんとかして治したい、とにかく少しでも病気を良くしたい、その目標をおろそかにするつもりは毛頭ない。でも、今ここにある苦しみにもう少し対応することはできないものだろうか。今自分の目の前にいるあなたに、ほんの少しでも穏やかで落ち着いたごくあたり前の日々を過ごしてもらうことはできないものだろうか……。

当時、それに応えてくれるものはゼロに等しい状況だった。インターネットもない、教科書もない、指導者もいない、(今から思えば)使える薬もほとんどない、むしろ「そんなのは外科医の仕事じゃない」と頭ごなしに叱られることさえあった。そういう時代だった。

それから四半世紀近くのキャリアを経た今、僕は緩和ケアチームの一員としてここ川越の地で働いている。チームは、5人の緩和ケア認定看護師(チーム専従の〝女将〟、専任の〝若女将〟〔現在育休中〕と〝女中頭〟、訪問看護ステーションの〝御用聞き〟、婦人科病棟の

〝湯もみ〟）を中心に、精神看護専門看護師、乳がん看護認定看護師、〝普通の〟（笑）看護師、医療福祉相談員、臨床心理士、薬剤師、理学・作業・言語療法士、管理栄養士、歯科衛生士、事務職員、精神科医、放射線科医、歯科医、〝大将〟として頑張ってくれている消化器外科医といった多種多様なメンバーで構成されており、僕の役どころは〝番頭〟だ。番頭、うん、ちょうどいい。僕たちは、チームを立ち上げたばかりの頃から今の今まで、みんなで一緒に悩みながらいろんな場面を乗り越えてきた。それぞれの意見が食い違うこともちろんあるけれど、それがまたチームの活動に幅と深みをもたらしている。設立の背景が少々寂しい理由であったとしても、そんなことは現場にいる僕たちには関係のない話だ。

と、こんな風に紹介するとなんだか特別なことを特別にやっているように聞こえるかもしれない。しかし、僕たちにはそんなつもりもそんな力もない。

医療という限られた舞台の上で語られる医療の言葉は僕たち医療者の得意分野だが、今ここをいかに生きるか、何を大切にしたいかという答えは医療者ではなく患者さんの中にあり、それを語るのは医療の言葉ではなく本人の言葉こそが相応しい。僕たちが特別な「緩和ケア」を提供するのではなく、どこにでもある当たり前の心遣いを大切にしながら彼らの中にある答えを一緒に探しにゆくこと。病によって失われつつある自律性の再構築にそっと手を添えること。この基本路線を外したくない。

と言っても、患者さんやご家族のご期待に添えない場合が少なからずあるのも正直なところで、「生活の質を改善するアプローチ」とは一体どういうものだろうかと日々迷い続けていた。いや今日も迷い続けている。それが現状だ。

だから、音楽療法というやや魔法のような言葉に出会ったとき、僕はそこに何かしらの奇跡を期待した。音楽療法に対する世の中のイメージも、ちょっとそういう感じ。クラシックが良い、ジャズが良い、演歌が良い、唱歌が良い、いやいやモーツァルトが良い……。思い出の曲、大好きな歌、時には静かに、時には高らかに、あるいは美しく、そして物悲しく人生を彩る音楽の不思議な力。しかも、少し調べてみると、日本音楽療法学会は、音楽療法を「音楽のもつ生理的、心理的、社会的働きを用いて、心身の障害の回復、機能の維持改善、生活の質の向上、行動の変容などに向けて、音楽を意図的、計画的に使用すること」

と定義している。なるほどなるほど、なんだか少し緩和ケアの定義に似ているかも、これはいけるかも……。

音楽療法には精神科疾患・認知症・発達障害などに対する治療の一環として発展してきた歴史があり、残念ながら、今のところ緩和ケアにおける位置づけが明確であるとは言い難い。しかし、既に緩和ケア病棟やホスピスなどにおいては、音楽療法に関する様々な取り組みがなされ、一つひとつ実績が積み重ねられているのも事実であり、だからこそ僕は、初夏の静岡での出会いにブレークスルーを求めた。

静岡での学会の後、伊藤さんから聖路加国際病院の緩和ケア病棟における音楽療法の様子を教えて頂いた僕たちは、ベッドサイドでの小さな音楽会、病棟ロビーでのミニコンサート、正面入口にある広いフロアでの少し大掛かりなコンサートと、個人的に知り合えた音楽療法士さんたちのご厚意に甘えながら、音のある風景を少しずつ拡げてきた。

静かに目を閉じて『月の砂漠』に聴き入っている方、病室では痛みで座れなかったのに背

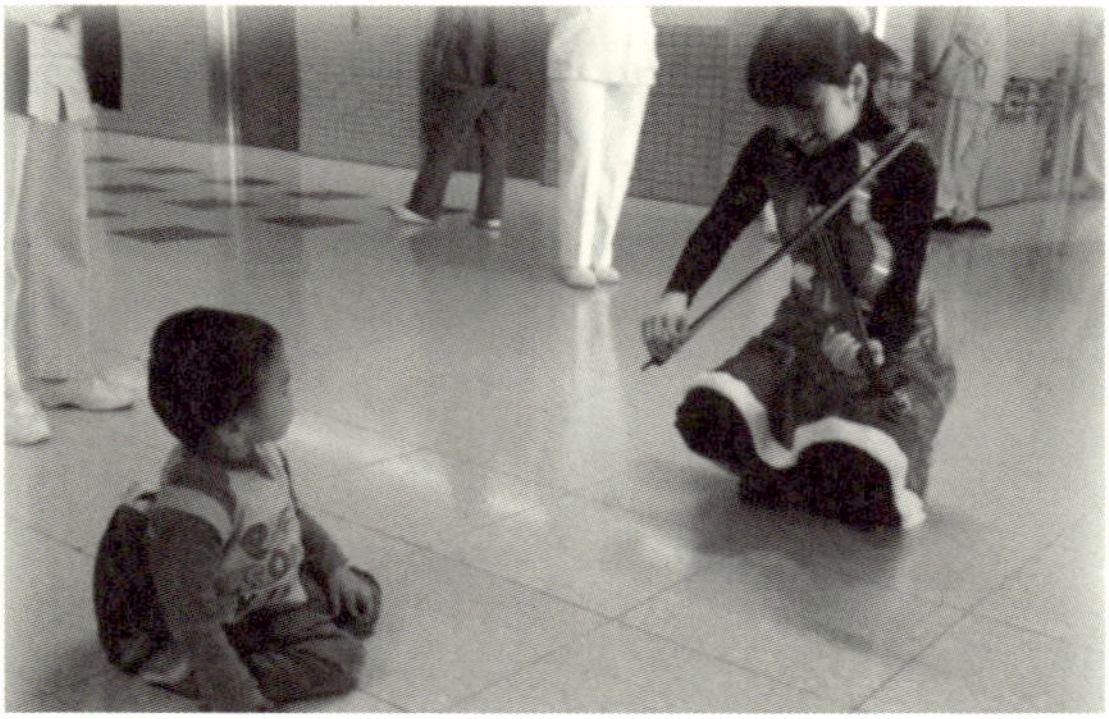

中をピンと伸ばして『りんごの歌』に笑顔で手拍子を打っている方、『蘇州夜曲』を泣きながら口ずさむ方、『ハナミズキ』の歌声に足を止めるお見舞いの方、『崖の上のポニョ』を弾くセラピストをじっと見つめる少年、寝たきりで言葉も出せなくなってしまった方がベッドのままロビーの近くまで来て『赤とんぼ』に涙する姿……。確かに、奏でられる音楽は様々な立場の聴き手に何かをもたらしていた。感触は悪くなかった。

そして、緩和ケアにおける音楽のあり方、いや緩和ケアにおいて自分が音楽に何を期待しているのかということの輪郭は、大切な奥様とのお別れの直後に深々と頭を下げながらお話ししてくださった一人のお父さんの言葉によってくっきりと描かれた。それは、伊藤さんとの出会いから8年と少しという年月を経た、秋の昼下がりのことだった。

「本当にありがとうございました。あのとき先生たちが歌ってくださった『なごり雪』を、その後自分でも歌ってみたら、少し笑ってくれたんですよ。最期のときを前に、そんな時間を過ごせるなんて思ってもいませんでした」

進行した子宮がんの勢いに押され気味となっていた奥様の両脚は、背骨への転移にその機能を奪われていた。彼女が2週間ほど前に「『なごり雪』が好き」とお話ししてくださっていたので、僕たちはギターを持って病室を訪れた。お父さんはここ数日病室に泊まり、体調が不安定な奥様の傍で眠れない夜を過ごしておられた。

「少し歌ってみてもいいですか？」

「ええ」

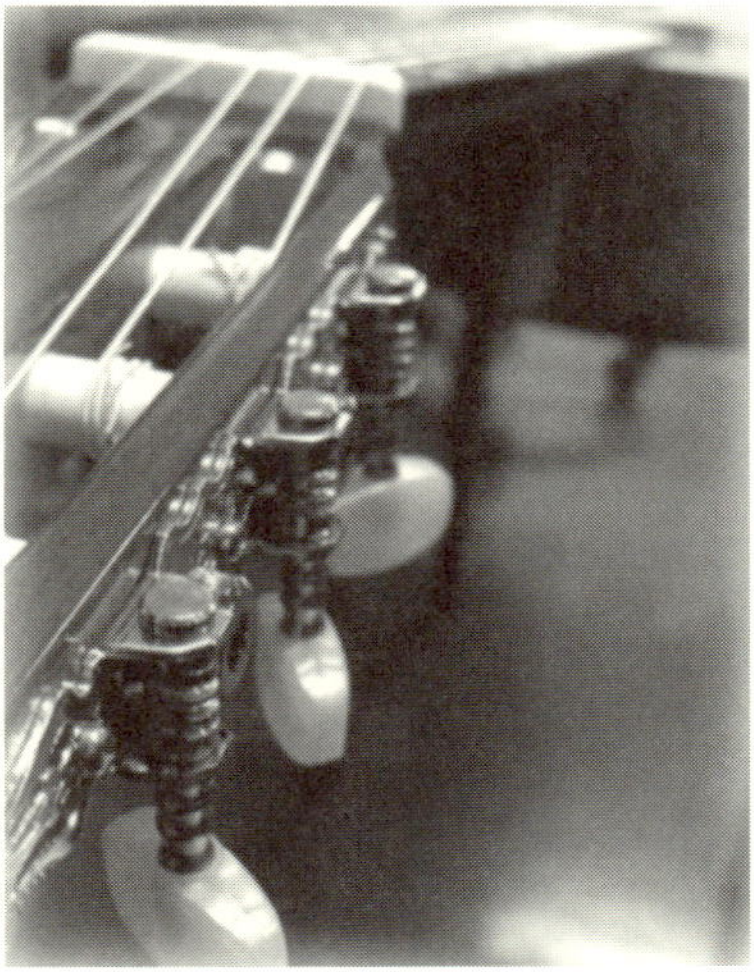

奥様は、ほとんど声にならない声と穏やかな表情で返事をくれる。ただ、ご本人の負担を鑑みると一曲だけ、もしくはせいぜい二曲が精一杯かな……。

汽車を待つ君の横で僕は
時計を気にしてる
季節はずれの雪が降ってる

閉じられた目の向こう側にはどんな風景が広がっているのだろう、この歌にはどんな思い出があるのだろう、どんなときにどんな気持ちでこの曲を聴いていたんだろう、今彼女は何を考えているのだろう……。

「へえ、この歌が好きだったんだね。いやあ全然知らなかった。そんな話一度も聞いたことなかったなあ」

そう言いながら、お父さんも一言ひとこと、目で歌詞を追いつつ一緒に歌ってくれた。

一曲が限界だった。

「ご主人も一緒に歌ってくださってよかったですね。今までもよく歌ってもらっていたんですか？」

奥様は首を小さく横に振りながら、でも、お父さんのほうをそっと見つめていた。

それから奥様とのお別れのときを迎えるまでの数日間、お父さんはどんな気持ちで過ごしていたのだろう。どんな思いで改めて『なごり雪』を歌ってくれたのだろう。それを聴いた奥様には何が届いたのだろうか。どれほど優しく、あたたかく、素敵な時間になったのであろうか。その思いを直接伺うことはかなわなかったけれど、お別れの後のお父さんの一言によって、僕は（大げさに言えば）コペルニクス的転回を経験した。

正直なところ、病室で歌っているときには「好きな歌で、これまでの良い思い出を振り返ってもらえたらいいなあ」程度にしか思っていなかった。が、ご夫婦は、自分たちの中にあるものを自分たちの力で、音に誘われるがごとく自然に再構築していた。音楽が彼らに何かを提供したのでも、彼らの何かを改善したのでもない。この構図は、僕たちが大切にしている緩和ケアのあり方に似通っている。お二人は、そのことを身をもって教えてくださった。

今　春が来て　君は
きれいになった
去年よりずっと
きれいになった

そうか、音楽が奇跡をもたらしてくれるわけではないんだ。そうか、僕たちが緩和ケアの中で音楽に期待しているものは、音楽の処方箋によって何かが治癒したり改善したりすることではなく、その唇の上に、その心の中にもともとある音楽を呼び覚ますこと、つまり己の中にある答えに自らの力で到達することの支えだったんだ。そういう意味では、緩和ケアとともに音楽があるのではなく、音楽とともに緩和ケアがあるのかもしれない。僕たちが大切にしている緩和ケアそのものが音楽なのかもしれない……。

音楽のある風景を描いてみようと思う。緩和ケアにおける音楽療法について専門的に詳しく語る力はないけれど、患者さんとそのご家族や、たまたまご縁を頂いた方々が届けて下さったたくさんの宝物を音楽にのせて描いてみようと思う。人を癒し、あたため、勇気づけ、支えるという音楽の機能（それも素晴らしいことではあるけれど）だけではなく、音楽が生きることそのもの、いのちそのものであることを教えてくれた人々の声を、その姿を、その生きざまを形にしてみようと思う。

写真やエピソードの公開を快諾してくださった皆さまに心から感謝しつつ……。

"Music does not represent life; it is life."

Charles Ives（米・作曲家）

プロローグ

「私、いつまで生きられるの？」

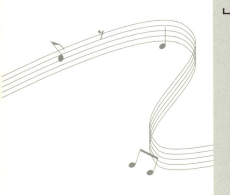

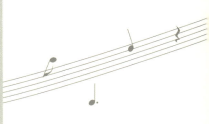

午前中の外来に区切りがつき自分の部屋に戻ろうとした矢先、若女将からＰＨＳが入った。

「先生、病棟から依頼です」

「どんな依頼？」

「結婚式を手伝ってほしいって」

「え？　どういうこと？」

「ええっと、あの……。直接話を聞いてくるから、ちょっと待っててくださいね」

「うん、よろしくね」

依頼は文字通りの内容だった。卵巣がんからのがん性腹膜炎による大量の腹水で入院している女性の娘さんが、院内での結婚式を企画しているという。病棟としては全面的に応援したいが、本人が身体を起こすこともままならない今の状況では式への参列が難しい。症状をもう少し安定させるにはどうすればいいのか、どんな風に何の準備をするのか、当日の流れをどうすればいいのか、誰が何の役割をするのか。あ、ＢＧＭも準備して、そうだそうだ、緩和ケアチームが音楽療法士さんと一緒にコンサートとかやっていたじゃない、病室にも来ていたし、いろいろまとめてお願いしてみましょうよ……。

活動を始めてから7年目を迎えようとしていた僕たち緩和ケアチームは、これまでもできるかぎり柔軟な対応を心がけてきたつもりではあったが、さすがに結婚式の手伝いという依頼は初めてだった。

夕方、「わからないことは訊け」という、当時ちょうど育休中だった女将の教えを忠実に守って、若女将と僕は病室に向かった。

「娘さんの結婚式を準備しておられると聞きました」

「ええ、そうなんです」

「それは楽しみですねえ」

「でも、私、いつまで生きられるの？」

「……」

お腹に溜まった水のせいで、苦しくて座ることもままならないお母さんの口からため息のような声がこぼれ、少しの間、病室を静かな時間が流れた。投げかけられたのが返事に困るような厳しい問いであったにもかかわらず、梅雨空に吸い込まれそうな小さな声は僕の耳に優しく残っていた。

「いつまで頑張れるのかなって、心配になるんですか？」

「結婚式、秋なの」

「秋……ですか」

「そう、娘の白無垢姿を見られるかしら」

今日明日という話ではない、でも夏を越えて紅葉の季節を迎えられるとはとても思えない。残された時間がそう長くないことは、誰の目にも明らかだった。縁結びで有名になった地元の神社で秋にあげるはずだった予定を早めて院内で結婚式を執り行うという企画は、だからこそ計画された。様々な苦痛を和らげるためにそれなりの量の薬が投与されており、こうしてじっと横になって休んでいれば普通に過ごせているが、1週間後の挙式に彼女が必ず参列できるという確信は持てなかった。

僕は、少しだけ勇気を出して質問を続けてみた。

「娘さんの花嫁姿に何か特別な思い入れがあるんですか？」

「私がね」

「はい」

「私が嫁ぐとき、私の母も危篤だったの。だから、写真を見てもらうのが精一杯で、私はそれをずっと悔んで過ごしてきたわ。ほら、この写真」

お母さんの指先で小さくふるえている長い長い物語の始まりを飾るワンシーンは僕にはセピア色に見えたけれど、今、彼女には、彩り鮮やかな景色が見えているに違いない。人々の声、食器の音、華やかな料理の色、葡萄酒の香り、隣にいる大切な人の気配……。

「私が娘の花嫁姿を見たいのはもちろんだけど、どちらかというと娘にそういう後悔をさせたくないの。だからこの目でしっかりと見届けなくちゃ……」

そんな思いを受け止め、そんな場面を共有する力が、果たして僕たちにはあるのだろうかと不安になる。卵巣がんとの闘いがどれほど辛く苦しいものであったのか、どんな思いでご家族が彼女を見守り支えてきたのか、これまで一つの家族としての長い物語をどのように歩んでこられたのか、本当のところは僕たちにはわからない。でも、今このとき彼女が心から願っているのは、自分ではなく家族を大切にすることで、それはつまり母としての役割を生き抜くことなのかもしれない。それを助けてほしいと頼まれているのだと感じ始めてもいた。

それを察してか、若女将は静かに言った。

「これは緩和ケアですね」

その日、僕はいつもと同じ時間にセットした携帯電話のアラームを消して朝を迎え、少しだけゆっくりと丁寧に身支度をした。時節柄蒸し暑いのは仕方がない、でも雨じゃなくて本当によかった。

病院に向かってハンドルを握る小一時間は、これから自分が弾く曲のヘビーローテーション。人前で、しかもそんなに重要な場面で鍵盤に向かうなど初めての経験であり、もちろん練習もままならない状況だった。学会や講演や講義などではそれなりに場数を踏んでいても、それとこれとは話が違う。ああ参ったなあ、断ればよかったなあ、格好つけていい顔しなければよかったなあ、お腹痛くなっちゃおうかなあ……。

少し重い心もちのまま電子ピアノを会場に運んでゆくと、入口に立てかけられた手作りのウェルカムボードが、新しくできたばかりの会議室の雰囲気を一変させていた。手早く会場を整える病棟スタッフも、心なしか足取りが軽い。気持ちがふっと和らいだ。

まずは控室に伺ってご挨拶。

「本日はおめでとうございます。こんなに素敵な場を創られたことに、心から敬意を表します。行き届かない面も多々あろうかと存じますが、どうぞよろしくお願いします」

白無垢の中に笑みがはじける。

ご家族、ご親族、病棟の看護師さんたちと担当の先生方が集まるところから弾き始めたBGM。カメラは、若女将に託した。続いて、燕尾服のお父さんと病棟スタッフにつき添われ、受け持ちの看護師さんと一緒に朝からきちんと着替えてお化粧も頑張ったお母さん

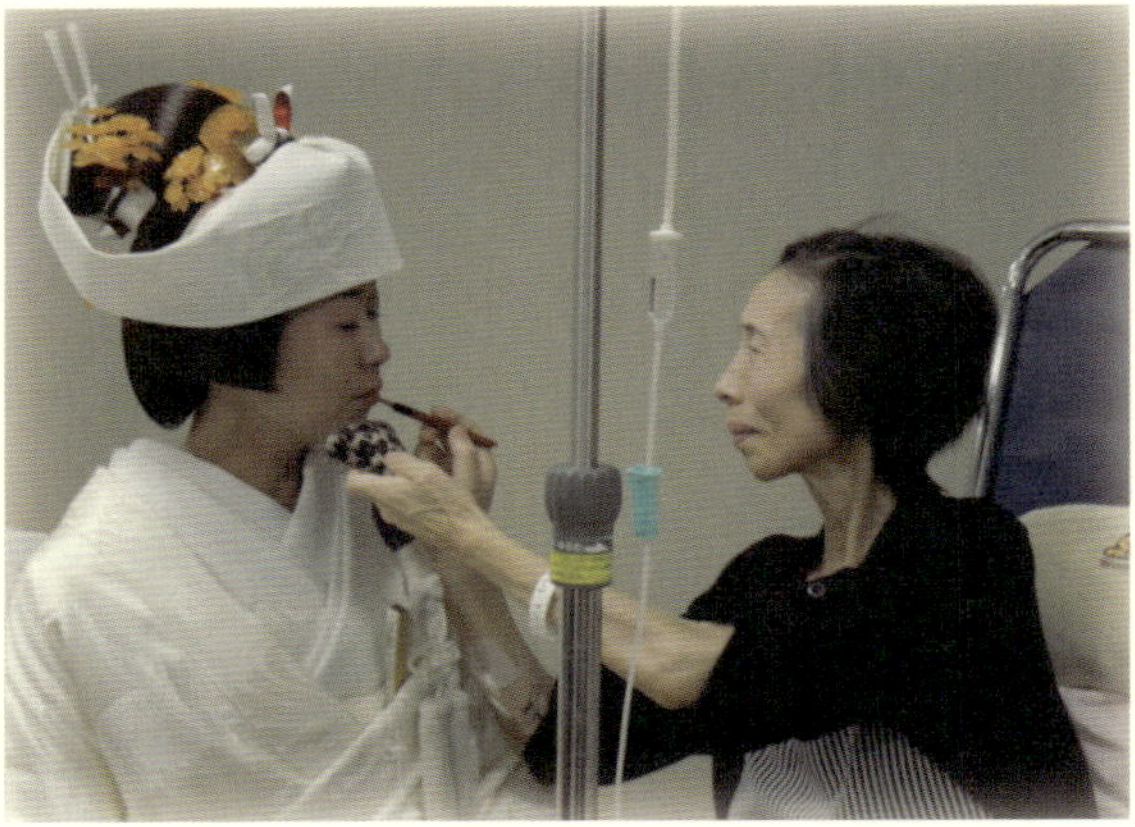

が車いすで入場してきた。よかった、顔色もまずまずだし、小一時間くらいは頑張れそうかな。それにしても、お願い、ちゃんと迷わずに動いてくれ、オレの指……。
新郎新婦が入場し、二人を祝福するあたたかい言葉がそれに続く。一言ひとことが、優しくも重い。今このときは二度と戻らない。
神社のご厚意により、本来は境内でしか執り行うことを許されていない三々九度の盃や、巫女さんが赤い水引を一つひとつ丹念に編み上げてつくられた「結い紐」を互いの小指に結び合う結い紐の儀が粛々と進んでゆく。神社の式場から来てくれたプランナーの目にも、ほんのりと涙。

そして、母が娘を花嫁にするときが来る。お母さんが娘さんの唇に紅をさして花嫁支度を完成させ送り出すという儀式。「玉虫色」と称される独特の発色を特徴とするこの紅は、偶然にもお父さんが勤めあげた化粧品メーカーが当の神社へと納めていたものだった。

ＢＧＭは、一青窈さんの『ハナミズキ』。あまりリズムをきざまずに、ふんわりと旋律だけが空間をたゆとうような雰囲気を心がけてみた。

お母さんの優しくも凛とした横顔。

君と好きな人が百年続きますように……

今、母から娘へといのちのバトンが手渡された。

第1章

「あのね、かなちゃんに聞いてほしいことがあるの」

おばあちゃんは落ち着かず片づけをしていたが、少し座ってお話を聴かせて頂くとしだいに自分を取り戻した様子。

その後エンゼルケア実施。

メイクを妹さん、お子さんで行った。

ご主人は片づけや書類の整理などを行っておりケアには参加しなかったが、ケア後のお顔を見て「きれいになったね、頑張ったね」と声をかけ涙を流されていた。

娘さんは普段通り淡々としていた。


いつものことながら、女将の記録は実に奥が深い。これは、40歳を目前にして胃がんに命を奪われるその日まで、自分自身の生き様を一人娘へと伝え続けたある女性の物語の締めくくりのシーン。今こうして少し年月を経てから読み直してみると、ごく当たり前のように並んでいる言葉の向こうにあるそれぞれの思いやその時々の情景が、色鮮やかによみがえってくる。

かなちゃん（仮名）がもの心ついた頃、おしゃれで料理の得意なお母さんは病気だった。お母さんには胃がない。最初の手術から4年半後、かなちゃんが幼稚園生の頃に緊急手術を受けたお母さんのお腹には、見慣れない袋がついていた。一緒にプールに行くことは難しいし、毎日のお風呂も別々。そして、その手術の後から始まった抗がん剤の治療により、お母さんは「いつでも普通に家にいてくれる」存在ではなくなった。

外科の先生から僕たち緩和ケアチームに連絡が入ったのは、冒頭の女将の記録から1年と少しさかのぼったある春の日のことだった。

平素より大変お世話になっております。
4年前に胃がんに対して胃全摘術を施行（ステージⅢA）、本年1月に腹膜播種による上行結腸狭窄と虫垂穿孔にて結腸右半切除、回腸人工肛門増設、横行結腸粘液瘻増設、腹腔内ドレナージを施行しました。

今回入院にて化学療法（5－FU＋CDDP）を導入いたします。前回手術前より背部の違和感があるようです。

今後の予後への不安、治療への不安もあり、貴チームに早々に依頼させて頂く次第です。

よろしくお願いします。


決して〝早々〟ではなく、今から思えば、むしろ実に絶妙のタイミングであった。その理由は、後になってわかる。

抗がん剤の治療は、短期入院を繰り返しながら続けられた。いつまで治療を受ければばいいのか、どんな風に副作用と付き合えばいいのか、新しい薬に替えることをどう思うか、そもそも自分の身体と病気はどうなっているのか、これから先の自分はどうなるのか、来週は幼稚園の行事に参加できるのか……。決して万全とは言えないまでもそれなりに日常生活が送れる状態であった彼女とそんな話をしながら、僕たちは関わりを保ち続けた。治療目的で入院したという連絡を受けてベッドサイドに伺う度に、たくさんの思い出とともに大切に保存されているスマホの中のかなちゃんのまぶしい笑顔を、ちょっぴり自慢げに見せてくれた。

しかし、病は少しずつ彼女の身体を蝕んでいった。最近は、がん性イレウスと腹水によって嘔吐を繰り返している。様々な薬物治療やケアが施されていたが、しだいに彼女の苦しみの前ではほぼ無力に近い状況になっていった。

「う～ん、鼻か頸から、いずれにしても管が入っていないとどうにもならないかなあ」

「でも、管が入るのはイヤ」

彼女の言葉に、いつもはにこやかな大将の表情も曇りがち。

そして――

医師より、昨日の（CTの）結果をふまえ現状を説明。

腹水貯留、腸にも水が溜まっている状況、がん性腹膜炎という状態。

これ以上の治療は難しい。

医師の言葉は、「音」として頭に伝わっていた。しかし、それが意味することを彼女が本当に理解しそこに気持ちが追いついたのは、2週間以上経った後のことであった。

緩和ケアチームの作業療法士は、そのときを逃さなかった。彼女が「腑に落ちた」とみるや、二人三脚での全力疾走モードに入る。

仕事が忙しくてなかなか病院に来られないご主人のためにはサンドイッチを、ピアノの発表会に出るかなちゃんのためには髪飾りを、そしてお母さんのところに遊びに来たかなちゃんとはカップケーキを一緒につくった。

病棟のスタッフもしかり。空いていた個室をちょっとしたパーティールームに仕立て上げ、かなちゃんの7歳のお誕生日をみんなでお祝い。ケーキはお父さんが用意。僕たちがときどき使っている小さなキーボードで、かなちゃんは発表会の曲を弾いてくれた。フィナーレは笑顔の大合唱。

「ハッピバースデー　ディア　かなちゃ～ん♪」

本格的な楽器がなくても、きっちりと訓練された演奏家がいなくても、彼らの中から自然にあふれ出てくる思いが「音」を「音楽」に、「音楽」を「魔法」にする。

でも、みんなの笑顔の下にそこはかとない淋しさが漂っていたのも、もう一つの事実。この時間がずっと続けばいいのに、8回目も9回目も10回目もずっとずっと一緒にお祝いできたらいいのに……。

「ケーキがね、少し倒れて残念だったの。だけどね、ただにしてくれたんだよ」

後日、かなちゃんはお誕生会のことをそんな風に話してくれた。

その時間と経験が、お母さんの背中を押した。

「家族と一緒、子どもと一緒の時間を大切にしたい。もっと気兼ねなく子どもが病院に来られるほうがいいなって思うと、緩和ケア病棟とかホスピスみたいなところがいいのかなあ。でも、どんなところかわからないし、ずっと仲良くしてくれた先生や看護師さんたちと別れるのも心配だし……」

外科の先生に伝えてみると、

「いつでも行っていいし、ダメなら戻ってくれば。だってここがもう一つの家みたいなものでしょ?」

なんて粋なことを言ってくれたので、僕は自信を持って彼女に提案してみた。

「とにかくまず、一緒に見学に行ってみましょうよ」

翌週、小雨の降る国道を走る僕の車の助手席には、おじいちゃんの車からかなちゃんが自分で持ってきたパステルカラーのチャイルドシート。彼女はその上に得意げに座り、遠足気分でちょっぴりご機嫌だった。

その日に訪れたホスピスは、優しい木の香りに包まれていた。お母さんの車いすを押すのは、かなちゃんの大切な役目。

「私ね、看護師さんになるの」

2カ所のホスピスを見学して間もないある日、ベッドの上から彼女の小さな、しかし熱のこもった声が聞こえてきた。

「先生、助けて」

「助ける？」

「そう。私ね、自分の病気のこととか、これからのことをあの子にちゃんと話したいの。でも、一人じゃ無理」

「なるほど、それは確かに一人ではしんどいね」

「うん。今までもそれなりに話はしてきたし、私がずっとこんなだったからあの子も何となくわかっている風でもあるんだけれど、でもやっぱりきちんと伝えなきゃって」

その頃、女将は彼女のこんな言葉を記録していた。


もともとの性格もあるけど、今まではずっと強がって、死ぬのなんてどうってことないくらいな態度で家族に接していた。

それがどんどん後には引けない状況になってしまって甘えられなくなっていた。

もっと母親に甘えられれば……。

孫（娘）の面倒をお願いしているから、そっちが中心になるのは仕方ないしわかっているけれど、私も娘だしって。

「今までほったらかしにしていたところもあったね」と母に言われて、その言葉がすごくうれしかった。

母として、そして娘としてゆれる思い。

心の奥底からかなちゃんを思う気持ちをなんとか本人に届けたいという彼女の願いは、知らず知らずのうちにその〝ゆれ〟の中に生まれ、静かに、しかし力強く育まれていたのだろう。

かなちゃんは、小学校に入って初めての夏休みが終わろうとしている木曜日の夕方、いつもと同じように、たくさん遊んでくれるおじいちゃん、毎日面倒を見てくれるおばあちゃんに連れられて慣れた足取りで病室にやってきた。

面談室の真ん中にある白い机の片端に車いすのお母さん、そのすぐ左隣にかなちゃん、少し離れてソファーに並んでいるおじいちゃんとおばあちゃん。若女将と僕は、かなちゃんとお母さんの顔がよく見える、でもあまり近づきすぎないような場所に腰を下ろした。

「あのね」

お母さんは、かなちゃんのために針を運んだ小さなカエルの人形を両手で慈しみながら、ポツリポツリと絞り出すように言葉を紡ぎ始めた。視線が定まらないのは、片方の目が少し見えにくくなっているせいだけではないように思えた。

「かなちゃんに聞いてほしいことがあるの」

小一時間を要したかなちゃんとのお話しの様子は、こんな風に記録されている。

医師：この前みんなで病院を見に行ったけど、どうだった？
娘さん：……（黙ったまま首をかしげている）。

ご本人：かなちゃんと一緒にいられる時間も増やせるし、向こうの病院に行こうと思うの。

あっちに行ってもかなちゃんと先生のつながりが切れるわけじゃないから、かなちゃんが先生に会いに来てもいいんだよ。

かなちゃん、ちゃんと聞いてね。

お母さんはこれからできることも減っていくけど、かなちゃんのために何か残したいと思っているの。

かなちゃんもお話しできる人、相談できる人はいたほうがいいと思うから、もしお母さんに何かあったら先生やばあちゃん、じいちゃんに相談していいんだよっていうことを伝えたいの。

お話を聞いてもらえるって、とっても大事だから。

かなちゃんには強く生きてほしいと思う。

幸せになってね。お嫁に行って赤ちゃんを産んで。

こんなお母さんでごめんね。

私はこんな風だけど、かなちゃんはできるから。

辛い話をしてごめんね。

幸せになってね……。

娘さん：……（顔をそむけたまま動かない）。

娘さんは最初はぬいぐるみで遊んでいたが、途中涙ぐみながら話を聞く場面もあった。その後はまたぬいぐるみで遊んだり、好きなテレビの話をして、笑顔も見られている。今後は、ご両親からも様子を伺いながら、これまで通りに接してゆくのがよいだろう。また、新学期が始まるため、学校の先生にご両親から現状を伝えて頂き、配慮してもらうのもよいのではないだろうか。


手づくりのぬいぐるみのズボンの裾に丁寧に刺繍されたKとJの2文字。

「かなちゃんとね、私のイニシャルを入れたの。可愛がってあげてね、名前つけてあげてね」

お母さんはまっすぐにかなちゃんを見た。

「……」

少女の返事は声にならなかったけれど、涙を浮かべた大きな瞳の真ん中には大好きなお母さんがいた。


「先生、バドミントンやろう」

重い空気に涼風をもたらしたのは、かなちゃんの明るい声だった。どんな話があるのかないのかは、よくわからない。でも、今日、僕に会えるということを楽しみにしてくれていた彼女は、一緒に遊ぼうとバドミントンの道具を持って来ていた。

「いいねえ、やろうやろう」

大人たちの心の奥底から、安堵のため息が聞こえてきた。

でも、どこでやる？　真夏だよ⁇　ああ、病棟の一番奥の廊下なら邪魔にならないね。

文字通り田んぼの真ん中にある当院の廊下は十分に広い。ただ、冷房が効いているとはい

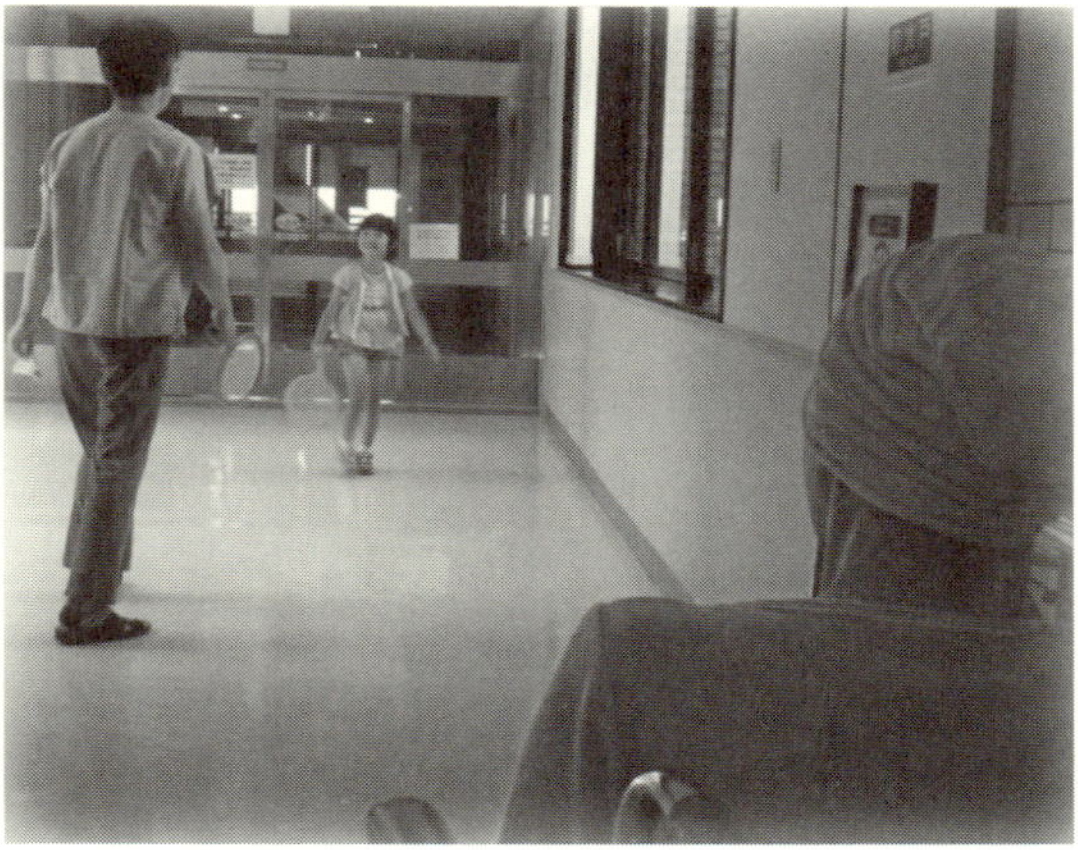

え、さすがに白衣のままで動く気にはなれなかった。
「じゃ、着替えてくるからちょっと待っててね」
それにしても、バドミントンなんて10年単位で久しぶり。子ども用のラケットの真ん中でシャトルをきちんととらえるのもなかなか難しいし、微妙な距離を微妙な力加減で打ち返す感覚もつかみにくい。そもそも的が非常に小さい。
僕は、目の前のかなちゃんにではなく、背後のお母さんに全神経を集中させた。

面談室で繰り広げられた話は、小学校1年生になったばかりの女の子が受け止めるにはあまりにも辛い内容だったし、事実彼女はほぼ一言も発することはなかった。いや、できなかった。その小さな胸の内を慮ると、こちらの胸が張り裂けそうになる。最近「がんの親を持つ子どもへの接し方」にも注目が集まっていることだし、いつも助けてくれる心理士さんだっているし、ここは気合を入れて子どものケアをすべきであろう……という思いがなかったわけではない。でも、実はちょっとだけ自信があった。

〝早め〟に連絡をくれていた外科の先生のおかげで、嫌なこと、辛いこと、悲しいことばかりではなく、楽しい場面やうれしい場面も、僕たちは少しずつ少しずつかなちゃんと共有してきた。お母さんがどんなにかなちゃんを大切にしているか、素敵な写真を見せてもらったり、一緒に髪飾りをつくったり、カップケーキをつくったりしながら、それを受け取ったかなちゃんのはじけるような笑顔とともに実感してきた。だから、こんなに小さな女の子なのに、もっともっとお母さんに甘えたいだろうに、そしてその大切なお母さんと一緒にいられる時間に限りがあることもうすうす感じているだろうに、それでも大切な時間をしなやかに軽やかに生きているかなちゃんの力を僕たちは心から信じていた。

「お母さんに集中しよう」

そう、自分に言い聞かせた。

「残してゆく子どもが辛い話をきちんと受け止め、それでもこれからも〝生きて〟ゆく」姿を、「これまでの〝つながり〟がこれからも大切にされる」様子をお母さんに見てもらうこと、つまり、患者さん本人のケアこそ僕たちが果たすべき役割であり、本人が安心して過ごせることは結果としてお子さんへのケアにもつながるはず……。

女将が切り取ってくれた風景もそれを物語っている。

ま、それにしても、バドミントンの相手は7歳の女の子でしょ、楽勝楽勝……と思っていたその20分後、僕の両脚は（精神的な疲労もあってか）生まれたての小鹿になった。

その週末、PHSの向こうに困惑した女将がいた。

「さっき病棟の師長さんから連絡があったんです」

「なんて？」

「かなちゃんのお母さんから『病室でカレーをつくりたい』って言われたんだけどって」

「いいんじゃない？」

「師長としては、設備課や医療安全対策室の意見を聞かなくていいのかと」

「はあ……」

そんなことの可否を明文化した書類などどこにもない。もちろん病室で火を使用するわけにはいかないけれど、ＩＨであればお湯を沸かすのと同じでしょ？　個室だし。僕が水をいっぱいに入れたバケツを持って傍にいればいいの？　におい？　だって病院食でカレーが出ることだってあるじゃない……。

雑音は退けた。


「これでどう？」

「かなちゃんはまだ7歳だよ、これじゃからくて食べられないよ」

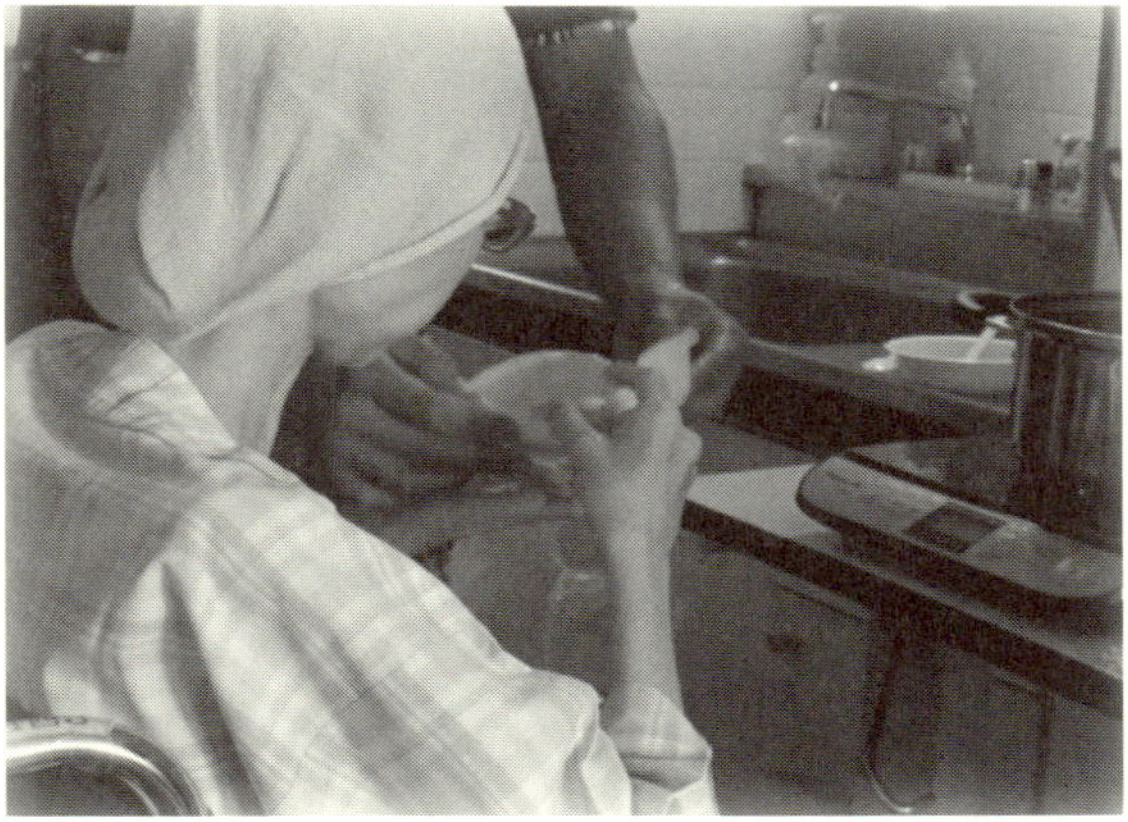

「そっか、じゃあはちみつを入れてみる?」

「う〜ん、そうだね。あ、これでいいかも」

「ヨーグルトは?」

「もういいよ、いらないよ」

「せっかく高いのを買ってきたのに……」

お父さんとお母さんは、大きな鍋の前でちょっと楽しそう。お家でもこんな風に料理をしていたのかな。少しだけお家と違うのは、腹膜播種によるがん性イレウスと腹水のために、お母さんがちょっとずつちょっとずつ吐き続けているという点。でも、そのお母さんは、こうしてカレーの味見をしている。

今、彼女は苦しいだろうか?
今、彼女は気持ち悪いだろうか?
そうでないとしたら、一体何が彼女を支えているのだろうか?
何か不思議なものが僕の中にこみ上げてきていた。

その日、ほかの患者さんたちの実際の食事摂取量に変化があったかなかったかはわからないけれど、でき上がったカレーは病棟中の食欲を誘った。香りだけではなく、お母さんのかなちゃんへの思いと、とびっきりの笑顔でカレーをたいらげたかなちゃんの気持ちがその部屋の外にも優しく広がっていたことは間違いない。

その2日後、このカレーがお母さんからかなちゃんへの最後の贈り物となることが決まった。

崩壊しかけていた自律性を自らの力で再構築し、尊厳を保ち、誇りある歩みを心がけ、さらにそれを一つひとつ実現しており、その結果、今ここで自分を生きることができている。

僕の記録は、あの晩夏の母娘の面談をそう締めくくっていた。

第2章

「生ききる、ゆたかに」

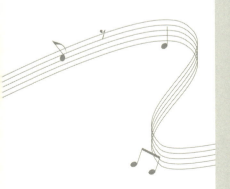

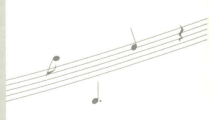

毎週火曜日の午前、川越の北に隣接する北本の病院でお手伝いをさせてもらうようになるまで、大正11年に国から天然記念物として指定されている日本五大桜の一つがこんなに身近にあるなんて知る由もなかった。福島県田村郡に三春滝桜《みはるたきざくら》、山梨県北杜市に山高神代桜《やまたかじんだいざくら》、静岡県富士宮市に狩宿《かりやど》の下馬桜《げばざくら》、岐阜県本巣市に根尾谷淡墨《ねおだにうすずみ》ザクラ、そして、ここ埼玉県北本市には石戸蒲《いしとかば》ザクラ。

樹齢８００年を超える石戸蒲ザクラは源頼朝の弟である源範頼の悲哀の物語に由来すると言われ、そのためか、樹高14メートル、根回り7・4メートル、幹周り6・6メートルという堂々とした巨樹でありながら、満開の時期でも花が見る者を圧倒するというより色白でやや小ぶりな花びらが春風にそっと彩りを添えているような印象を受ける。

４年前に肺がんの手術を受けた前田さんが背中の痛みを訴えて北本の外来に来てくれたのは、花のつぼみが少しずつふくらみ始める頃だった。

「背中が痛いと困るんです」

「何か特別な理由があるんですか？」

「字が書けないでしょ」

「ええ（いや、まあ、そうだけど）……」

初対面だった僕は、彼女の言葉の意味をきちんと理解できていなかった。

「４年前の手術やその後の記録を見る限り、リンパ節転移もなかったようですし、病気はそんなに進んではいなかったみたいですね。その辺りについては、どんな風にお聞きになっていますか？」

「詳しいことはわからないけど、病巣はちゃんと取れたから大丈夫だろうっていうことで、その後で抗がん剤をやったりはしなかったわ」

「なるほど。じゃあ、その痛みは肺がんと関係ないのかもしれませんが、一応一通り調べさせてもらえませんか。結果が出そろうまで痛くて困らないように、ちゃんと痛み止めの薬を使えるようにしておきますから」

「はい、よろしくお願いします」

桜が満開となった頃に判明した検査結果は深刻だった。背中の痛みと、それよりは軽いとのことではあったが少し気になっていた脚のつけ根の痛みは、肺がんが骨に転移していることが原因であると判明した。週に1回、半日の外来を担当させてもらっているだけの北本では、とても対応ができない。

「川越で治療を受けて頂けますか？」

そう告げた僕は、しかしながら、それから四季が一回りと少し移ろい木々の葉が赤く色づき始める頃まで、彼女の「生ききる」に圧倒され続けることになろうとはつゆほども思っていなかった。

新緑が風に薫るようになった頃、まずは痛みを改善し骨折を予防する目的の放射線治療が始まった。それに続いたのは、全身に拡がろうとしているがんの勢いを抑える抗がん剤の治療。それから半年に及んだ治療の間、入院しているときも外来で治療を継続しているときも、前田さんは「元気」だった。そして、また次の春を迎えようとしている頃、痛みも落ち着いてほぼ普通の日常生活を取り戻していた彼女の言葉を、若女将はこんな風に記録してくれている。

どんなときもそばにいてくれる親友は、5年前に私が病気になったときも、私以上に泣いていた。〈中略〉その晩、ゆっくりと湯舟につかり、楽しかった今日のことを考えていると、なんだかウキウキしてきて、書のイメージが湧いてきた。「春よ来い」なんていいなぁ。

そう、彼女は書道家だったのだ。恥ずかしながら僕はそのときまで、「字が書けなくて困る」

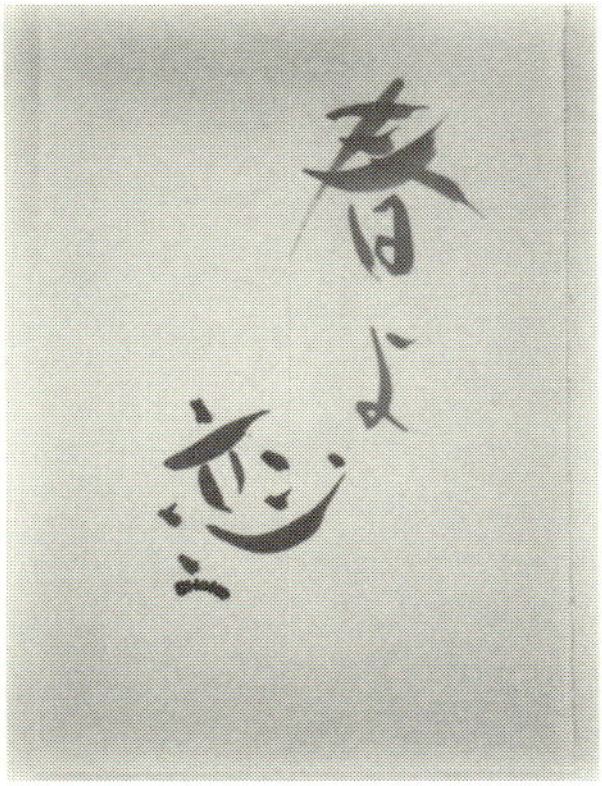

理由について質問さえしていなかった。

しかし、病は残酷だった。しばらくするとまた別の椎体に新たな転移が現れ、放射線治療と、抗がん剤の種類の変更が必要となる。治療そのものは順調に進んでいたが、度重なる治療が与える心身への負担はやはり少なくなかったようだ。

若女将はじっくりゆっくり話を聴き続ける。

去年、抗がん剤も放射線もして身体がしんどかった。そのときも今と同じ個室に入っていたけど、不安に支配されてしまい、ここが牢獄に思えた。身体も不安に包まれて、不安という言葉がとても重いと感じる。葛藤があった、今のようにくつろげなかった。（葛藤の中から出られたきっかけは）亡くなった母が夢枕に立ったこと。いろいろ思い出して、気づいたら「ふふ」って笑って、そのとき私、ずっと笑っていなかったって気づいたの。再発したときもそうしようって考えたけど、なるべく笑顔でいるようにした。

（治療を頑張ってきたにもかかわらず、新たな転移が見つかったという説明を聞いて）

そうね…そうね……。完治は無理だとわかっている。もし今回の抗がん剤が効かなければ「生きる」方向にしたい。やりたいことをする。時間が必要。書をしたい。書は生きがい。そのためには力も必要。だから良い状態を保ちたい。

完治は無理とわかっているのに、その命を「生ききる」ってどういう意味だろう。そのために必要な「力」ってなんだろう。

ずっと病気を「受け入れる」ことはできなかった。再発したことも理解している、でも先の予測がつかない。前回の治療のときに先生に気持ちをお話ししたら、「わからないのはその通りだと思う」と言ってもらった。それから私は、悲しい辛い気持ちを出して泣いてみようと思えた。自然なことかもしれないけど、（渦中にいるときは）そのこともわからない。先を見るには、今を見られないとダメで……。でも今を保つことで精一杯。自分で自分を支えている状況だった。

記録には、普通にベッドサイドに行って様子を訊くだけだった僕には思いも及ばなかった苦悩がつづられている。自分には、「調子はいかがですか」と訊けば、「ええ、大丈夫ですよ」とにこやかに答える彼女の笑顔しか見えていなかった……。

「先生、前田さん、すごく頑張っていますよね？」

と若女将。

「ホントにね。あんなに大変な状況なのに、泣き言一つ言わないし……」

「そんなことないですよ」

「え、あ、そうなんだ」

「でも、頑張って崩れそうな自分を自分で支えているんですって」

どうしても「しょげちゃう」ときってあるよね。薬で元気になれるのかもしれないけど……。薬じゃなくて、そのときに合った言葉を言ってもらうことも大切。もっと私のことを知ってもらいたい。支えてくれる人がいることは心強い。

「だから、もう少し前田さんの気持ちを聞きながら、でも頑張らなくてもいいですよっていうメッセージを届けられるといいかなって……」

「うん、確かにね。でも、一生懸命に自分をコントロールしている人に面と向かってそんな風に言うのもなかなか難しいかもねぇ」

「音楽、どうですか?」

医療はサイエンスでしょ。数字や画像や言葉といった「形」がないと医療者が動けないのは当たり前だよ、占いや魔法じゃないんだから。「科学的なエビデンス」に基づいて治療を展開するのが責務であって、そもそも「思い」とか「気持ち」なんて自分たちの守備範囲じゃない……。最前線で奮闘している善良なる医療者の中でそういう風に考えている人は、決して少なくない。それはもちろん悪意や怠慢ではなく、むしろ誠実なスタンスだとも言える。だから、医療者が「言葉にならないもの」に向き合わざるをえなくなると、それを無理やり「医療」というフィールドの中に引きずり込み、「医療の言葉」に置き換えて、「医療の言葉」で応えようとするという図式になるのは仕方がない。

しかし、医療が人の生きざまを支える大切な柱の一つとなりうることは間違いないけれど、一つの柱でしかないという謙虚な姿勢も忘れたくないと思う。

「言葉にならないもの」は言葉にしなくていい、「サイエンスとして理解できないもの」を無理やりサイエンスの枠にはめ込まなくてもいい。人は数字を生きているわけではない、一人の人が生きた証のわずかな断片のそのまた断片の一部が結果的に数字として表現されているにすぎない。

医療よりもはるかに広く深く豊かな人生そのものについて「言葉にならない思い」があるのならば、医療の言葉に翻訳せずその思いにそのまま向かい合ってみればいい。相手の気持ちはわからないけれど、わかろうと努めることはできる。いずれにしても、答えは相手の中にある。

困ったときの神頼み、いや茅野（旧姓）頼み。僕は、いつもお世話になっている音楽療法士の丸谷亜希子さんにすぐSOSの電話をかけた。

「茅野ちゃん、お願い。もうすぐ退院する人がいるんだけど……かくかくしかじか……というわけで、数日以内に病室に来てほしいんだ。う～んとね、プリプリの『M』が好きだって、自分でも歌いたいって」

無茶ぶりにもほどがある……。

音楽療法中の様子

ご本人のリクエストの曲を交えながら行われた。携帯で写真を撮ったり、歌を口ずさむ様子

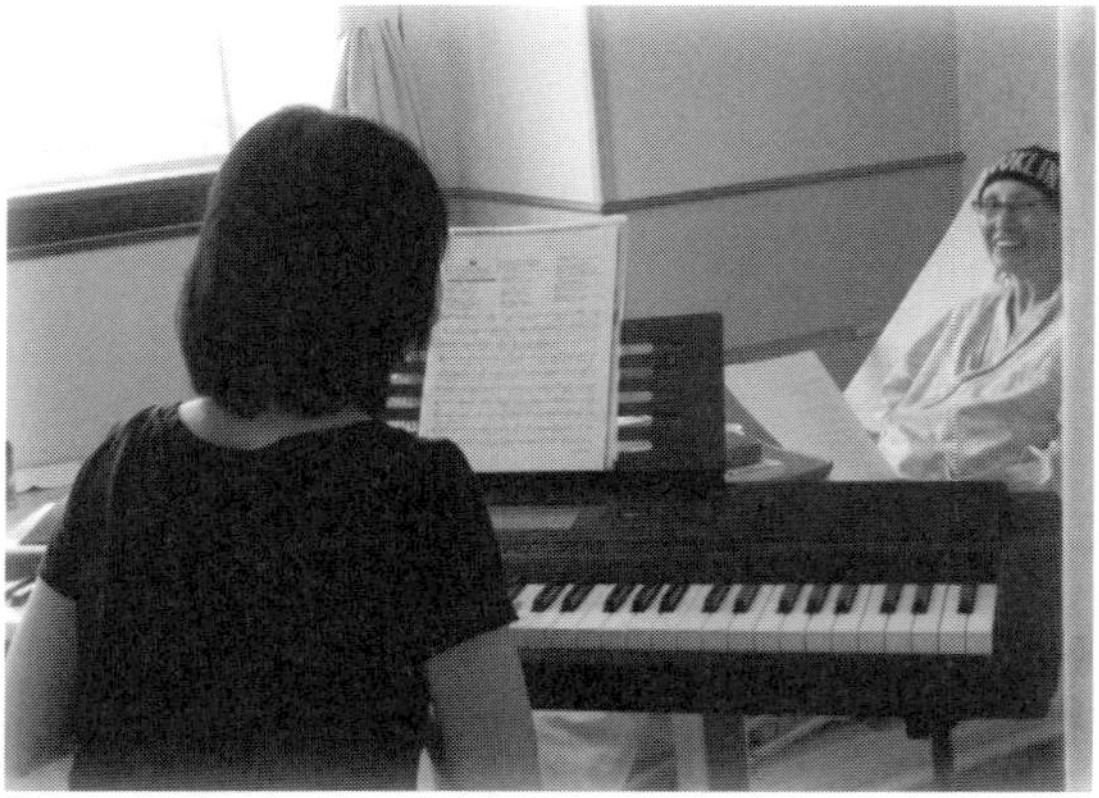

あり。常時表情は穏やかであった。

終了後に改めて訪室

【S】

(印象に残った曲は)『M』ですね。よくカラオケで歌ったんです。元気な頃を思い出しました。音楽を聴いて皆さんとの出会いに感謝しました。とっても優しい気持ちになれたんです。その気持ちを文字にしたくなったの、これもらってください(「素敵な出会いをありがとうございました」と書かれた紙を頂く)。

【A】

ご本人は涙ぐみながら話される。リクエストした曲を聴き、歌い、過去を思い出されたが、それは苦痛ではなかった様子。自分の気持ちを「書」に表現されたのは、今回の入院中では初めてであり、多少音楽によって（揺らさないようにと頑張っていた）感情が揺れたことがうかがえる。自然な反応。

【P】

お変わりがないか、明日の退院前に伺う。

数年の後、丸谷さんの中に残ったものは……。

「私はあのとき、彼女の頑張りや明るさがかえって辛かったことを覚えています。彼女にとっての〝生ききる〟を支えるためには、その明るさに、感動に、こちらが同調することも必要だったのかしら。いや、うまく説明できないけど、それはやっぱりできないです。明るさでなんとか頑張ろうとしている人に一緒になって明るく感動しながら対応したら、セラピーは浅いところで終わってしまう気がします。だから、頑張らなくていいよ、話さなくていいよ、進まなくていいよっていう気持ちでピアノを弾いていました。本当に難しい。

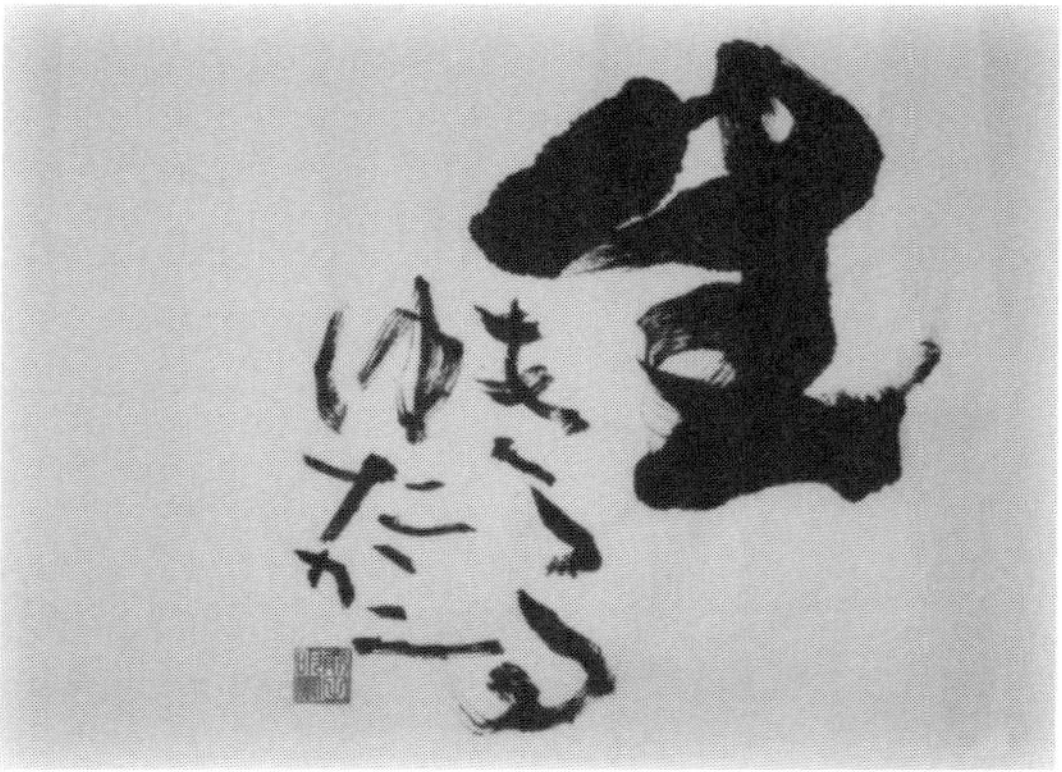

答えなんかないですね」

退院の前、前田さんはこんなことを語っていた。

「生ききる、ゆたかに」と書いたけど、考えていかなきゃね。自分で書いた文字の境地にいます。不思議ね。生活ができないと気持ちもダメになるから、ちゃんと生活したいわ……。

あとを残さずにきれいに旅立ちたい。書類のこととか夫ではわからないこともあって、申し送りをしなきゃでしょ。「ゆたかに生ききる」ためには、今のうちに準備をしなきゃいけないと思う。病気になってからずっと考えていたけど、時期が早かった。

（家に帰ったら）料理をしたい。簡単なものでも。みんなが帰ってきたときに、私がいるだけでもいいんでしょうけどね。（夫は）悲しいと思う。私の脚をさすりながら「やせたな」って言うの。切ないんだろうな……。

退院後、北本の自宅から川越へと2週間に1回のペースでの通院が始まった。買ったばかりの可愛らしいコンパクトカーを自分で運転していたほんの数カ月前のようにはいかず、ご主人の送り迎えはもちろん、車と外来の往復にも人の手が必要となる。しだいにご自宅での生活にも様々な困難を生じるようになってきていた。

そして、ある日、彼女は強い決心を胸に僕の前に座った。

薬に負けたくないので、タルセバを止めたい。家に帰ってもなかなか良くならないので落ち込んだ。精神的に苦しい。家族一人ひとりに（薬を止めることを）話した。みんな泣いていたけど、主人が一番泣いていたかしら……。延命は望まない。

（すべて薬が原因というわけではないけれど）自分が「生きる」邪魔をしている抗がん剤を止め、「ゆたかに生ききる」ことを実現したい。広いとは言いがたい外来のブースは、彼女の思いで一杯になった。

抗がん剤を止めるということの意味をちゃんと理解していた前田さんは、つき添っていたご主人にこう言った。

「頑張れないよ。ごめんね」

こんなに頑張ってきたのに、こんなに一生懸命生きているのに、こんなにご家族を愛しそのご家族との時間を大切にしてきたのに、こんなに強くて美しい生きざまを僕たちに教えてくれてきたのに、今僕の目の前で彼女は目に涙を浮かべて謝っている。

（どうして？）

（なぜ謝るの？）

誰の口からも何の言葉も出てこない時間が過ぎてゆく。

タルセバ中止。

本人が望んでいるようになるべく家にいられる時間を延ばす努力を継続する。

結果としてこれが川越での最後の記載となった。

厳しい残暑が落ち着き木々が秋の青空を彩る準備をし始める季節になって、在宅医療に支えられながら家族との大切な時間を過ごしておられた前田さんは、僕が最初に彼女と出会った北本の病院に入院した。

「先生、あそこの桜は本当にきれいでしょ？　すぐ近くにある石戸蒲ザクラも素敵だけど、私は病院の奥にある道沿いの桜が一番好きなの。満開のときには圧倒されるわね。でも、紅葉の季節もなかなか素敵なのよ」

数えきれないほどの桜に囲まれた病院。彼女が最初に手術を受けた病院。彼女の大切なご主人がお仕事をしておられた病院。

その日の午後、京都で開かれる学会へと出かける予定があった僕は、朝のうちに川越の仕事を片づけ、新幹線に乗る前に少しだけお顔を見せてもらおうとお昼過ぎに北本に寄ってみた。薬を止めた後はお家でどんな風に過ごされたのかな？　ご主人や息子さんに、手づくりのおいしいお料理を食べてもらうことはできたのかな？　また素敵な書を見せてもらえるかな？

「ありがとうございました」

やや薄暗い職員用の階段を駆け上がり病室に入ると、それまで静かに座っていたご主人が僕を見て深々と頭を下げ、そしてその後何度も大切な奥様の名前を呼び続ける。


返事はなかった。


西へ向かって疾走するのぞみ号の窓から見える空はうす曇りだった。

「生ききる」力ってなんだろう。

「ゆたかに」ってどんな意味だったんだろう。

頑張り続けた彼女がどうしてあんなに謝っていたんだろう。

2度の花の季節をともに過ごしながらこんなにたくさんの宝物を頂いたのに、それでもやっぱりどこにも持って行きようのない思いを抱えたままシートに身をゆだねた僕の耳の奥で、にこやかに歌う彼女の少しかすれた、でもあたたかい声が静かに響いていた。

いつも一緒にいたかった

第3章

「幸せだなぁ」

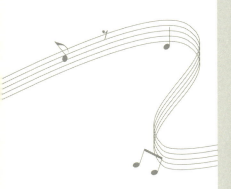

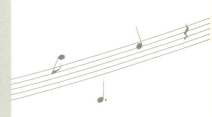

初めて出会ったとき、石川さんは少し怒っていた。

「だいたいね、『やってみなくちゃわからないけど、でもあなたはあと3カ月しか生きられません』なんて僕に向かって言ってるあの医者のほうが幽霊みたいになまっちろくて、声も小さくてなに言ってるんだかよく聞き取れないし。ねえ、僕はちゃんと知りたいんだ。先生、これはさ、一体どういうことなの？」

前医からの診療情報提供書には「小細胞肺がん」という病名が記されている。ほかの臓器にもリンパ節にも転移はないとのことであったが、X線写真にはそれなりの大きさの影がはっきりと写っていた。一口に肺がんと言ってもいろいろなタイプがあるけれど、小細胞肺がんであるとするならば、手術の対象となることは少なく、抗がん剤や放射線で治療を進めていくのが標準的な対応となる。そして、一般的にこれらへの反応は良い。しかし、治療効果が芳しくなかったり、一度コントロールされた病が再び勢いを取り戻した場合には、非常に厳しい状況が待ち受けている可能性があると言わざるをえない。しかも彼は肺気腫を合併しており、がん以外の病に足元をすくわれる恐れもあった。前医の意見は、決して間違いではない。

「さて、どんな風に説明しようか」と少し思いを巡らせていると、待ちかねた石川さんが言葉を重ねる。

「先生さ、いっそのことさっぱりと切ってもらえない？　僕はそれが一番うれしいんだけどなあ」

「あれ？　誰かに似ている……」

彼の「僕は……」という声がふと耳に引っかかったが、時間的にも精神的にもその場で答えを出すゆとりはなかった。

「先々の方針については、最初に行う治療の効果をみながらまた相談させてください。石川さんの今の状況への対応としてお薦めできる最初の治療は、化学療法……あ、その、抗がん剤を使う治療と放射線照射の組み合わせとなります」

それから、石川さんと僕たちは、あらゆる手を尽くして小細胞肺がんと闘った。始めのうちは、標準的な化学放射線療法により腫瘍が縮小し、腫瘍マーカーもほぼ正常化した。脳への放射線照射も追加できた。

しかし、規定の回数の治療を完遂したその数カ月後には再び腫瘍が大きくなり、別の抗がん剤による治療が、月に1回、3泊4日程度の入退院を繰り返しながら追加されることとなった。

「僕は、この川越の別荘での数日間が楽しみでね。いやあ、幸せだなぁ、快適ですよ。で、帰りがけに国道の手前にある和菓子屋さんでお土産を買って帰るんだ。これがまたちょうどいい感じでね、ちょいと小旅行してきましたよって」

点滴の治療を受けながらの入院生活は決して楽ではないだろうに、石川さんはいつもそんな風に笑ってくれていた。

そして必ずこう言うのだ。

「ママは何しているかなぁ」

しかし、みんなの祈るような気持ちを踏みにじりながら病はその歩みを進めてゆく。転移はリンパ節、肺、肝臓へと拡がり、さらに脊椎への転移が彼に痛みという重荷を背負わせた。背骨への放射線照射と同時に、緩和ケアチームのみんなにも治療に加わってもらうようにお願いした。

今日の朝方、担当の看護師さんに話を聞いてもらったんだよ。
私が正確に痛みについて伝えられないから薬の選択もできないんだよね。
それで、今日は点滴で痛み止めをするんだよ。
痛みはね、朝よりは今のほうがいい。

痛いのは背中。前痛かった腰は平気。

その日、石川さんは若女将にそう語っていたらしい。が、僕が部屋に行ったときは、いつものご機嫌で、ちょっといたずらっ子みたいな口調はどこかに隠れてしまっていた。

「先生、僕はね、ここの看護師さんたちには本当に感謝してるんだ。でも、みんな口をそろえて同じことを訊くでしょ？　『石川さん、痛みいくつですか？』って。あれはなんとかならないのかなあ」

「背中の痛みのことですよね？」

「そう。心配してくれているのはよくわかってるよ。僕が痛みで辛い思いをしていないかどうかって、ちゃんと気にかけてくれているんだって。ただ、何度も何度も同じ質問が繰り返されると嫌になっちゃうよ、それもうれしい質問じゃないしさ」

「確かに、背中の痛みばかりに気が向いてしまいますね」

「でさ、『いくつですか？』って言われても、なんて答えたらいいのかわからなくて困っちゃうんだよなあ」

「ああ（そうですよね）……」

石川さんは、がんによる痛みを表現する際に使われる、Numerical Rating Scaleのことで困惑していた。このスケールは、自分の痛みの程度を0から10までの数字を用いて表現してもらうもので、がん治療や緩和ケアの現場で多用されている。しかし、自分の感覚を数字にするという方法にはやや無理があるのも事実だ。もし僕が大好物のカレーのおいしさを数字で表してほしいと言われても、何とも言いようがない。それと同じだ。

「同じことを何度も訊かれること、そして、痛みを数字で表現することがやっかいなんですね？」

「そうそう、そうなんだよ」

いつもと違う余裕のない話し方、普段あまり見せることのないやや硬い表情から、彼の困惑が手に取るように伝わってきた。

「石川さん、音楽お好きですよね？」

「え？」

「ギター弾くんですって？」

「ああ、そうそう。あれ？　そんな話をしたことあったっけ？」

「奥様から聞きました。奥様がお友達をご自宅に招いて食事会を催すと、コーヒータイムには、石川さんがギターを弾いてくれるんだって」

「ママはそんなことを先生に話していたんだ。いや、でも、ベンチャーズはいいよね」

「正直言って、僕の世代からするとちょっと上ですけどね(笑)。でも好きです」

「いやあ、音楽はいい。先生も何かやるの？」

「鍵盤とかギターを少しだけ……」

「そっかそっか、いつか聴きたいなあ」

「ふふ、聴いてもらえますか？　で、音楽って楽譜に音符で記載されるじゃないですか」

「そうだね、あとはコードとかね」

「そうそう、音符やコードは記号ですよね」

「うん」

「音符があって音楽があるんじゃない、音楽があっての音符やコードですよね」

「いいこと言うねえ。だからさ、同じ音符だからって同じ音楽にはならないよね」

「そうです、そうです。石川さん、それと同じだと思って頂けませんか？」

「何を？」

「痛みの数字です。数字があって痛みがあるんじゃない、数字が石川さんの気持ちや感覚じゃない。でも、石川さんの痛み、色んな思い、色んな気持ちを表現する一つの手段、それを僕たちがわかりやすく記載するための方法の一つがこの数字なんだって」


そして僕たちは一緒に表をつくった。まず最初に石川さんが困っている状態を書き出し、それを順に並べてから数字を当てはめてみた。

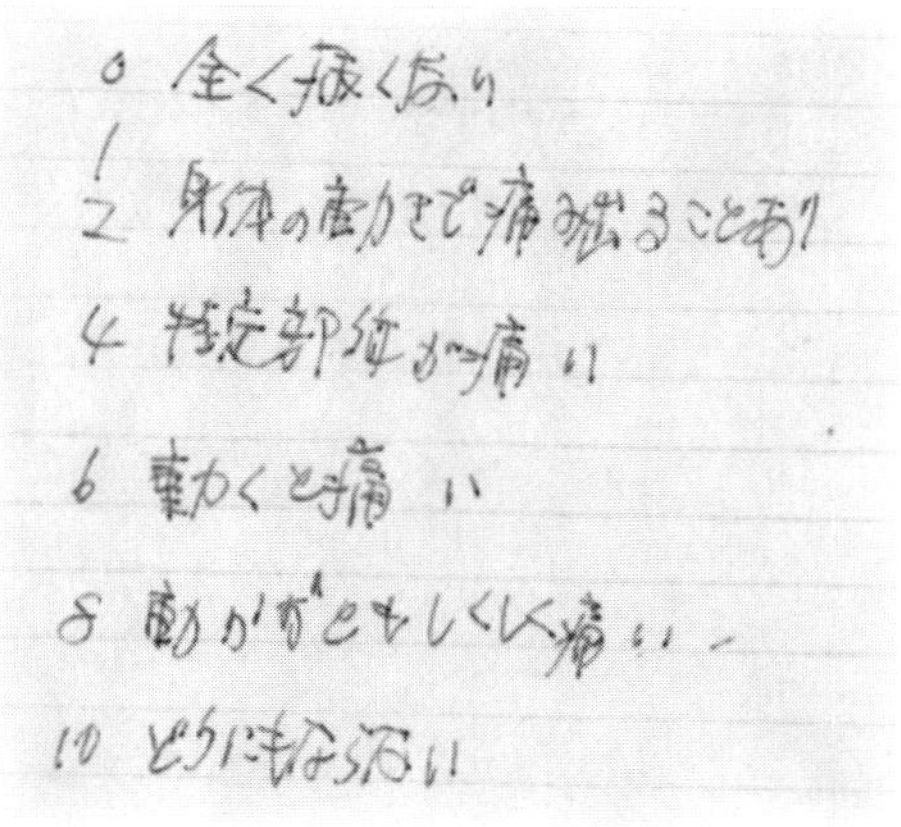
0 全く痛くない
1
2 身体の動きで痛み出ることあり
4 特定部位が痛い
6 動くと痛い
8 動かずともしくしく痛い
10 どうにもならない

「痛みはいくつって訊かれたら、今度からこれを思い出しながら答えてみてもらえますか？　そうすればその質問はただの数字ではなくて、石川さんそのものを訊いていることになり、そしてその答えはただの数字ではなくて石川さん自身を語っていることになりますよね」

「先生、僕はね……」

あ、いつもの石川さんが戻ってきた。

「僕は、先生のことをもっと好きになっちゃったよ。いやあ参ったなあ」

病室の窓の向こうに広がる夕焼け色の空を背景に、ラジオから流れてくるゆったりとした声。

ふたりを　夕やみが
つつむ　この窓辺に
あしたも　すばらしい
しあわせが　くるだろう

ああ、これだ!!

『幸せだなぁ、僕は君といる時が一番幸せなんだ。僕は死ぬまで君を離さないぞ、いいだろう……』

石川さんの「僕は……」は、加山雄三さんのこのセリフの雰囲気にそっくりだった。


「先生、僕はね……」

「はい」

「娘にね、中途半端なことはしてほしくないんですよ」

石川さんの話は自分の思いや気持ちから始まることが多く、説明が後からついてくる。


「何か変わったことがあったんですか?」

「学校を途中で辞めるって言い出したから、一体どういうことなんだって」

「なるほど、親としては、せっかく大学に通っているのにって思いますよね」

「でしょう? それでさ、なんかいろんな企画をする会社に就職するらしいんだけど……」

「え、ああ、でも自分がやりたい仕事に就けるのなら素敵じゃないですか」

「まあねえ。とは言っても、なんか気に入らなくて」

「どんな会社でどんな仕事をするのか気になりますよね」

「うん。ただね、その会社の上司っていうのかなあ、立派な大学を出てそこで頑張っている人が挨拶に来てくれたんだけど、これがなかなかいい男で(笑)」

「あれ（笑）」

「まあそういうことなら頑張ってくれよって、なんか安心しちゃったんだよねえ。オレ、甘いかなあ？　先生、どう思う？」

ベッドサイドには、大切な娘さんと愛犬の写真。

「ふふ、なんだかごちそうさま。石川さんみたいなお父さんになれたらいいなあって思いました」

若女将は、チームの心理士さんと一緒に足繁く彼のもとを訪れてくれていた。

今日はひどいんだよ、起きたときから痛くってさ。

土曜日に調子が良かったからちょっと出かけちゃったんだよね。

そしたらよろけちゃって……。

本当に格好悪いよな、大丈夫かと思ったのに。

本当に格好悪い……。
筋力が落ちちゃったんだね、そう思う。
筋力低下している感覚ってわかる?
だんだん筋肉が伸びていかなくなる感じ。
僕はさ、ここの看護師さんみんなを愛しているからね。
(動くときには)お願いすることにするよ、ははは。

思うように動けなくなっている自分を自覚したとき、彼は何を思ったんだろう。「ドラマティックだった」と奥様が語るほどの人生を堂々と歩んでおられた方がその力を失ったとき、どれほどの絶望感に苛まれたのだろう。病そのものだけでも十分に苦痛だというのに、自分が自分でなくなってゆくという恐怖にも似た苦悩の日々を過ごさざるをえないというのは、どんな気持ちなんだろう。

【S】

眠れていますよ。安定剤を飲んでいるからかな、ある物は飲んでおこうかと思います。

(気持ちの落ち込み)

それがないんだよな。

大抵の人は、がん細胞が再び活性化していると聞いたらショックを受けると思うんですけど、自分はそれはないんですよね。

(その要因は?)

そうだね……。どうしてかな。

不思議なんですけどね、死についてあまり考えないんですよ。

ただ、痛いのだけはなんとかしてほしいね。

【O】

3日前からオキシコンチンを増量している。

レスキューの使用は一日2~3回程度。

夜間の使用はなく、睡眠は確保できている。
40分ほどお話しされる。
表情は穏やかで、時折笑顔を見せながら話す。

【A】

以前お会いしたときは気持ちの落ち込みがあったが、現在は自覚してはいない様子。再発したことや死についてまったく気にならないわけではないが、もともとされている宗教的視点でとらえていくことで落ち着きが保たれている印象。心理やスピリチュアルなことについては興味があり、ご自身の考えを語ってくださっている。

【P】

体調にあわせてお話を伺っていく。

「ねえ、先生の車が見たいなあ」
調子がいいときには、車いすで外まで散歩に出かけた。

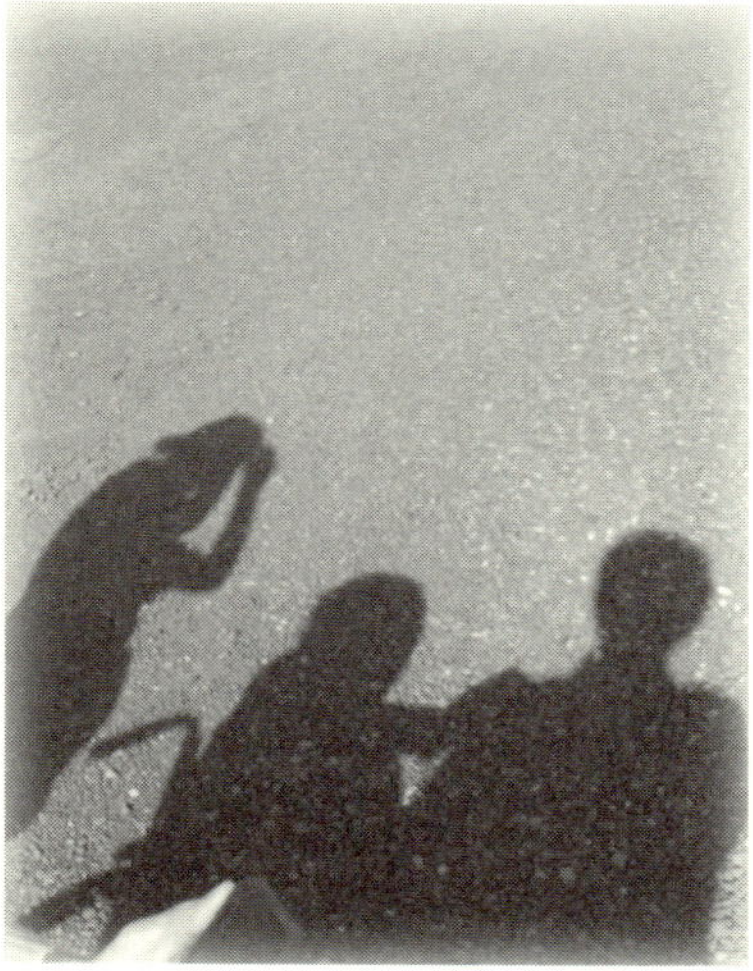

「いいですよ、でも駐車場が砂利だから車いすが動くかな……。ま、とりあえず行ってみましょうか。桜の葉もいい色に紅葉してきましたし」

「先生の車は何色なの？」

「赤です」

「へえ、いいねえ」

「石川さんはいろんな車に乗ったっておっしゃっていたけれど、どの車が一番好きだったんですか？」

「僕は、アメ車が好きでねえ。カマロとかビュイックとか。でも、マスタングが良かったなあ。あ、これ？　いやあいいい色だね、きれいだなあ。先生、やるじゃない」

でも、石川さんの心は揺れていた。


痛みは薬を上手く使えています。

病気になったばかりのときは、女房と娘のことが心配で先生にお話ししていましたよね。

今は娘の仕事も決まったし、女房も仕事を始めたから安心ですね。

あ〜先生、ここで死にたいな。自宅とかじゃなくていいからさ。

ここがいいな。

お通夜やお葬式は（やらなくて）いいんだよ、すぐに骨にしてもらうんだ。

でもドラマのように死ねないと思うんだよ。

「ありがとう」って一言言ってパタンって死ねたらいいけど、そうはいかないよね。

写真（遺影）も決めているんです、かっこいいよ。

でも先生からもらった写真にしようかな。
でもさ、やっぱり嫌だよね。
死んだ自分に向かってみんなが手を合わせているところを想像したらさ、嫌だよ。

君のひとみは 星とかがやき
恋するこの胸は 炎と燃えている
大空そめていく 夕陽いろあせても
ふたりの心は 変らない
いつまでも

アメ車とベンチャーズと娘さんと奥様が大好きな石川さん。彼が愛おしそうにご家族のことを語る様子を思い出すたびに、僕の耳の奥であの日に病室に流れた『君といつまでも』が繰り返される。

『幸せだなぁ』

心に余裕を持ちたい、最期は何をするかわからないから。
死を意識するよ。
(自分の余命は)あと1年くらいだと思う。
場合によっては5年かもしれない。
妻に伝えたいことはまだある。
治療から離れられない、放棄はできない。
辛い日が続くなら「死んだほうがマシ」と思う。
でも、そのときが過ぎれば治療意欲がわく。
死が怖いわけではないけれど……。

そう語る石川さんの言葉を受け、奥様はこんな言葉を残してくださった。

3年頑張ってくれたので、いろいろ準備ができた。
残される家族は不安なもの。
でも、頑張ってくれて感謝しています。
最初は、3カ月で死ぬって言われたんですもの。
パパは病気に勝ったと思う。

花の便りとともに、石川さんの時間が少しずつゆっくり流れるようになった。ベッドサイドには、いつもの娘さんと愛犬の写真。
彼のペースにあわせて少しゆっくりお話を伺っていると、重ねてきた抗がん剤治療、いくつも飲んでいる痛み止めの影響で震える手をおさえながら一枚のメモ書きをプレゼントしてくれる。

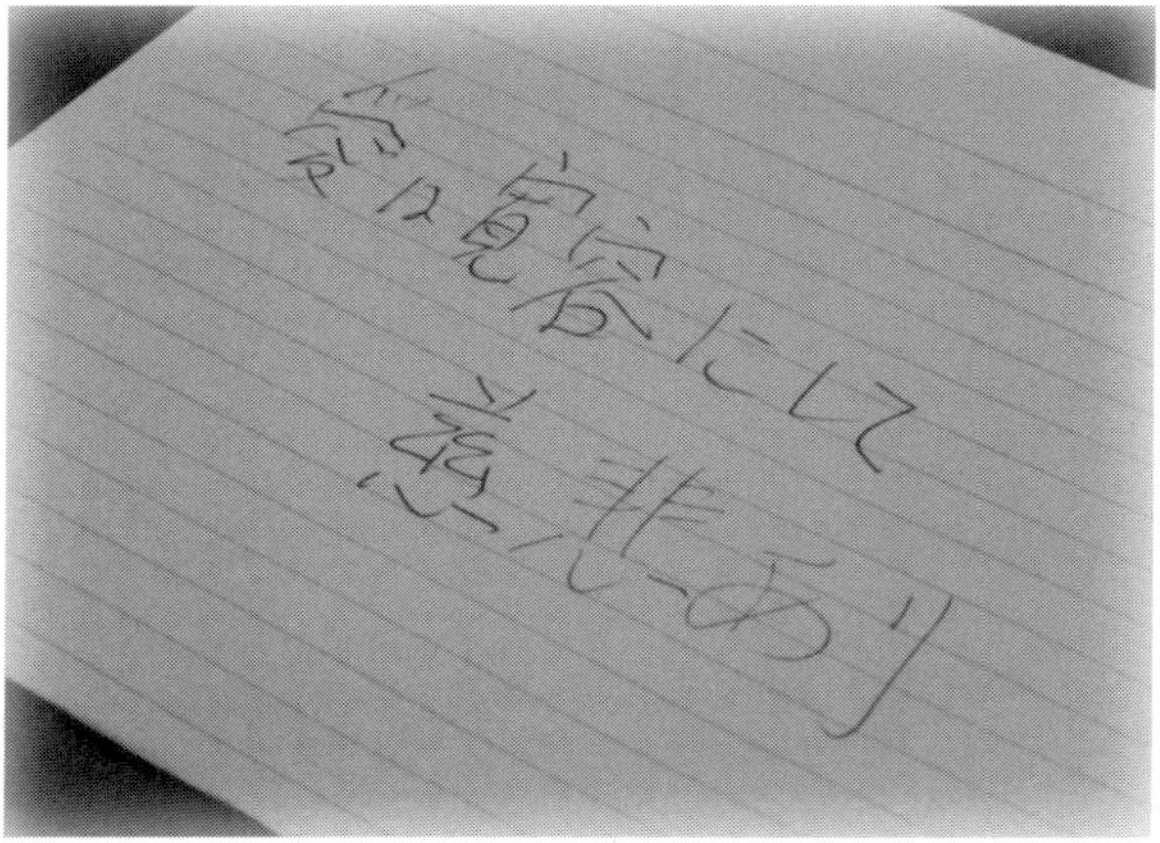

「僕は、やぶれクリスチャンだからね」

と、いつものいたずらっ子のような笑顔を残して、彼は大好きな家族のもとへと帰って行った。

その2週間後、連休前に緊急入院となった石川さんは既に話すことが難しく、しだいに寝ている時間が長くなってきた。「先生、僕はね……」と茶目っ気たっぷりにお話ししてくれる声を聞くことは二度とかなわないだろう。意を決し、鎮痛剤や鎮静剤の投与によってそれなりに安定しているが、日の単位あるいは時間の単位でお別れを迎える可能性が高いことをお伝えすると、「パパは病気に勝った」と言い切ってくださっていた奥様は、柔らかくも毅然とした口調でこうおっしゃった。

「主人は心臓マッサージや人工呼吸を望んではいませんでした。ありがとうございました。先生やお仲間の皆さまとの出会いに心から感謝し、そして喜んでいました。私も同じです。もう十分頑張ってきました。この前家に帰ったときに、二人ともお互いにきちんとお別れもしてきました。今も声は出ませんが、考えていることは共有できています」

翌日の昼過ぎ、あふれんばかりの愛と慈悲を置き土産にして、石川さんはさわやかな五月の風になった。

君はそよかぜに　髪を梳かせて
やさしくこの僕の　しとねにしておくれ

今宵も日が昏れて 時は去りゆくとも
ふたりの思いは 変らない
いつまでも

後日、若女将は語る。

「石川さんは、ここで緩和ケアを受けられて良かったと話されていました。ぜひほかの人にも緩和ケアを受けてほしい、そのためにはどうしたらいいのかを考えてみてねと。自分としては、これは石川さんからの宿題だなって思っています」

第4章

「出番だよ」

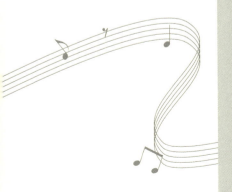

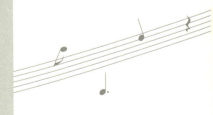

その週末をどうやって過ごしていたのかまったく覚えていないというのが正直なところだけれど、週が明けた月曜日の朝、僕は全国の緩和ケアの仲間に向けて思いのたけをメールに託していた。

今回、自分にはどんな支援ができるかと考えていました。

「DMAT（災害派遣医療チーム）の皆さまのようにヘリコプターや緊急車両で現地に伺ってもかえって足手まといになるかもしれない、今自分の病院で治療を継続している人を放置するわけにもいかない……。では、私たち緩和ケアに携わる人間が比較的得意なことは何か？」と思いを巡らせました。

そこで思いついたのは、「喪失体験をされた方々の心のケア（お話を伺うだけでしょうが）」ならできるのではないかということでした。PTSD（心的外傷後ストレス障害）への対応と言うとちょっと専門が違うのかもしれませんが、日頃私たちが行っている診療の応用範囲にはなるのではないかと思います。きっと精神科の先生やカウンセラー、心理士などの方々が対応してくださるのでしょうが、恐らく人数が足りないですよね？
「今すぐ現地で」という対応は救急関係の皆さまが全力を尽くしてくださっているでしょうからまずは後方支援に徹し、その後、1カ月、2カ月と少し時間が経過してある程度のインフラが回復した頃から、継続して（たとえば）2〜3年ほど、週末に現地の役所・病院・仮設住宅などに伺うことは可能ではないかと考えました……。

2011年3月14日　儀賀理暁

学会やセミナーなどに参加して仙台の牛タンに舌鼓を打つのがせいぜいで、東北と言われて思い浮かぶのは、恥ずかしながら岩手の牧場の乳製品、三大祭りのポスター、年末年始をまたいで放映されるNHKの番組で必ず紹介される中尊寺の除夜の鐘の音が精一杯という体たらく。親戚がいるわけでも、特に親しい知人・友人がいるわけでもない僕が東日本大震災の被災地へと思いを馳せた理由は、今となってもよくわからない。「何かに導かれる」というのはこのことだろうか。

そのひと月後、僕は少々くたびれたミニバンのアクセルに右足をのせ、重苦しい雲の下に続く東北自動車道を北へ北へと向かっていた。目的地は宮城県気仙沼。3月中旬から5月の連休前まで交代制で派遣された大学の医療支援チームの一員として、約10日間を現地で過ごすこととなったのだ。

利根川を越えると、高速道路とは思えないような段差に時折驚かされ、6人のメンバーと荷物を満載にした車内にはそのたびに言葉にならない緊張感が走る。しかし、一関インターを降りてしばらくは、(失礼な言い方になってしまうけれど)拍子抜けするほど穏やかでのんびりした景色が続いていた。

沿岸が近づくにつれて道の両側に積み上げられたがれきの山が高くなり、普段はあまり目にすることのない自衛隊の特殊車両が増えてくる。僕たちがお手伝いをさせて頂く体育館は、国道から少し山の中に入って急坂を上りきる途中にあった。市内最大の避難所となったこの体育館で、家を失った約1000人の人々が過ごしているとのこと。広大な駐車場はほぼ満車。舗装が所々で大きくうねり、亀裂が入って段差になっている。ちっぽけな自分にはどうにもならない大きな力の存在を認めざるをえない。

少し不自由な右脚を引きずりながら洗濯物を持って車内に入る白髪のお父さん。そうか、ここが彼の家なんだ、一人なのかな……。

その場に身を置いてまず驚いたのは、東北自動車道から沿岸までの距離だった。道路が傷んでいて思うようなスピードで走れないのも理由の一つではあるけれど、とにかく遠くてなかなかたどり着かない。これでは人や物が現場に行き届かず、逆に情報が外に伝わらないのは当たり前……。しかし、その一方で首都圏に直結する幹線が沿岸から遠く、大きな被害が及ばなかったことは、支援活動を展開する点では有利な側面でもあり、この一点だけをとっても防災対策や災害復興支援が「一筋縄ではいかない」という現実を突きつけられた気がした。

体育館そのものはとてもきれいで立派な造りだった。普段であればバスケットボールのドリブルの音やシューズがすれる音、卓球の球がはねる音、バレーボールのレシーブの音、選手たちの歓喜の声、観客の歓声や悲鳴が響いているはずのアリーナは、大勢の人がそこで暮らしているとは思えない不思議な静けさにおおわれていた。他愛のない普通の会話をすることがはばかられるような、何かに押しつぶされそうな雰囲気。独特の空気感。避難所の様子は何度も何度も報道されており、パッと見た感じは画面の向こうに広がっていたものと同じでそれなりに見慣れた風景だったけれど、僕は「何もわかっていなかった」。

「至急トイレに来てください!!」

車から仮設診療所となっている部屋へと荷物を移動して一息ついたその瞬間、避難所を統括している保健師さんの鋭い声が廊下に響いた。トイレの中に高齢の女性が倒れている。意識は?　呼吸は?　脈は?　そもそもどこの誰だろう?

その場の状況から、くも膜下出血の可能性が高いように思われた。小高い丘の上にあり津波の被害を免れていた気仙沼市立病院が対応可能とのことで、最低限の処置を行った後は救急車の到着を待った。

「びっくりしましたね、もう安心ですから」

ピーンと張り詰めた空気の中に優しく響く、関西風のイントネーション。声の主は、兵庫県の病院名が記されたユニフォームを身に着けたベテランナースで、普段は集中治療室で仕事をしておられるとのこと。声をかけるタイミング、やわらかい言葉、醸し出す雰囲気の素晴らしさに感嘆した。

4月中旬の気仙沼は、急性期から亜急性期へと移行しつつある時期であった。もちろん津波に流された地域は目も当てられない状況だったし、下水処理場の修復が追いつかずトイレの処理は不自由なままであったが、波を逃れたお店は品数が少ないながらもポツリポツリと営業を再開し始めており、支援物資も含めて飲食に事欠くことも、体育館が停電などのトラブルに陥ることもなかった。まだまだ余震におびえる日々が続いてはいたものの、ほんのひと月前におびただしい数の命を失った港町は、生々しい傷跡を抱えつつも生命の危機を感じるような状況からちゃんと脱していた。

僕たちの主な役割は、体育館の一画に設けられた仮設診療所に訪れる方々への対応であった。診療所を訪れるのは、「いつもの薬をもらいに来た」「ちょっと風邪気味」「腰が痛くて」といった人たちがほとんど。町の様子と同じように、ニュースやドラマで紹介されるようないわゆる災害対応ではなく、崩壊した日常生活を支える地道なインフラとしての存在が医療にも求められている状況であった。だから、外科医としての僕にそれなりの役割が与えられたのは、友達と遊んでいるときに刺さった人差し指のトゲを抜いてほしい、お母さんには内緒にしてねと小学生に頼まれたときと、避難所の食事をつくっている際に足を滑らせ車両から落ちてちょっと意識が遠のいた、まだ若い自衛官に対応したときのみだった。そういう意味ではヒマだった。

「ホントはワカメやんなきゃなんだ」

「家、建てたばっかりだったのに」

「手を伸ばしてお母ちゃんを引っ張ったけど……。オレだけ助かってもなんもない、もうなんもないんだ」

「3カ月になったばかりの子どもが見つかりません。あの子は、何のために生まれてきたのかしら」

「一人ぼっちで、これからどうしていったらいいんだ……」

仮設診療所で順番待ちをしながら、ゴミ出しやトイレ掃除をしながら、体育館の外をゆっくりと散歩しながら、彼らは語った。僕は、一緒に座り、手を動かし、歩みを進めながらその言葉を拝聴し続けた。

「ちょっといいですか？」

ある日、夕方のミーティングが終わりかけた頃に保健師さんが声をかけてくれた。最初は、アリーナで横になったまま動けない高齢者の肺炎や床ずれについての話だった。が、いつもと様子が違うように感じた僕は、少し間を空けながらゆっくりと返事をしつつ彼女の言葉を待ってみた。

「何かありました？」

「私、今朝ここに向かう途中で、海に向かって車のハンドルを切ったんです」

「え!?」

「キラキラしてとってもきれいで」

「朝は天気良かったですもんね」

「こんなにきれいで、子どもの頃から大好きだった海が、でも、その海のせいでこんなことになってしまって……。だけど、だけど、ああきれいだなって。心から憎いはずの海がこんなにきれいで、やっぱり好きなんだなあって思った瞬間、自分の中でもうどうにもならない感情が湧き上がってきて。気がついたら道の端から落ちる瞬間で車が止まっていたんです」

目にはあふれんばかりの涙。

急性期にはあまり長く話をしてもらわないほうがいい、傷だらけの心の中に土足で踏み込んでゆくような傾聴は望ましくないと知識としては理解していたけれど、僕は彼女を止める術を持ち合わせていなかった。

「ありがとうございます」

ため息とともにあたたかい沈黙の時間が流れる。少し傾いた壁の時計に目をやると、小一時間が経過していた。

「あ、いえ、とんでもありません」

「あの日以来、こんなに自分の話をしたのは初めてです。ここを統括する立場の私が、しかも私自身は家族も家も失っていないし、こんな狭い町ですから大体の人は知り合いだし、誰にも何も言えないんです。本当にありがとうございました。町はこれからずっと苦しみ続けていきます。これまでもとても辛かったけれど、それでもみんなで頑張ろうって、なんとか乗り越えてきました。でも、本当に大変なのはこれからです。これからの私たちには、こんな風に話を聴いてくださる方が必要なんです」

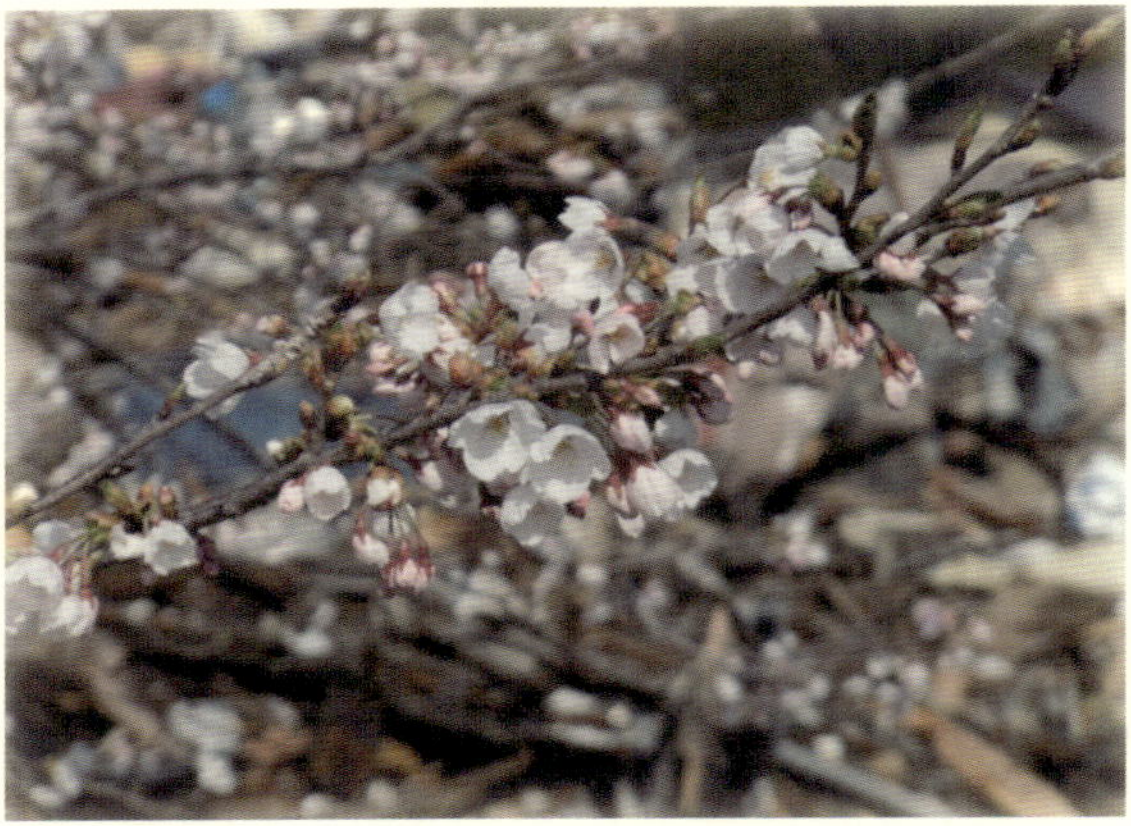

返事ができなかった。

気仙沼に入った頃はつぼみが膨らみ始めた程度だった川沿いの桜は、日に日にかさを増すがれきに迫られながらも、僕たちが町を離れる日には八分咲きになっていた。

夜の高速を走る車の中で、しだいに近づく仙台の街明かりを目にして心のどこかでホッとしている自分に気がついた。桜の花も咲き始めたし、避難所のみんなが安心して過ごせる日が少しでも早くくればいいな……。

あ、でも、自分にはこうして帰る場所が

あるけれど、今このとき、彼らはまだ体育館の床の上で過ごしているんだ、一体何かの役に立てたのかな、なんだか申し訳ないな、無力感というのはこういうことなのかな、ああやっぱりなんだか申し訳ないな……。中央分離帯の影が視線の端を規則的に流れ、ついさっきまで身を置いていた場所から距離的にも心理的にも遠ざかってゆく安全な自分を意識せざるをえないことが、どうにもこうにも悔しくて悲しくて情けなかった。

でも、町の人々や保健師さんはちゃんと教えてくれていた。甚大なる喪失体験を経た人々、その多くは遺族となった人々、そして帰る場所を失った人々がこれからを生きるその傍らに必要なのは、彼らの力を信じる人がそっとそこにいること、ただ町が復興すればよいのではなく一人ひとりが新しい人生を再構築することなのだと。

深夜、無事に川越にたどり着き、ともに過ごした仲間に感謝しつつ解散。駐車場に置きっぱなしにしてあった愛車に乗り換え、ゆっくりとシフトレバーを動かし感覚を確かめながらアクセルを踏み込むと、ちょっと久しぶりのエンジン音とともに耳に届いた絢香さんの声。

信じることで　全てが始まる気がするの

その翌朝、少々時差ぼけのような気分で通常業務に戻った僕は、本と書類に埋没しかかっている机のＰＣに向き合い、地震の直後に送った自分のメールを読み返した。「本当に大変なのはこれからです。これからの私たちには、こんな風に話を聴いてくださる方が必要なんです」に応えるために、なんとかして「緩和ケア」が彼らを支えられる仕組みを構築したい。自分が継続的に現地に伺うことも大切だけれども、全国には自分とは比べ物にならないくらいに優秀な緩和ケアに携わるスタッフがたくさんいる。緩和ケアの従事者であれば気仙沼で自分が感じたものを直観的に理解してくれるだろうし、そう思った人が現地へと赴いてくれれば、過去も未来も失い非日常を日常として毎日を必死に生きている方々が、それでも自分の力で新たに生きることを再構築してゆく支えになりうる、そう思った。

そんな折、北海道大学（当時）の田巻知宏先生と洞爺温泉病院（当時）の岡本拓也先生のもとに、遺体安置所を回って傷んだご遺体の面影を復元するという活動を継続している納棺師の笹原留似子さんからＳＯＳが届いた。役場が津波の直撃を受け、町長さんをはじめ多数の方々が流されてしまった岩手県の大槌町は、震災の前から過疎化が進み始めていた地域であり、支援の手が及ばないままとなっているためかお盆を過ぎた頃から自死が増えているという。

「やっぱり私自身が、この震災で、自分が思っていた以上の大きな悲しみを抱えてしまい、立ち上がれなくなってしまいました。だけど、みんなに忘れてほしくない。家族を失って、自死を選ぶ人がいること。まだ家族を捜している人がいること。悲しくて、毎日泣いている人がいること。みんな頑張ったこと、耐えて生きていること、もっと、ちゃんと伝えたいのに、講演で話せなくなってしまいます。助けてほしいです」

助けてほしい。そこを訪れて支援している立場の彼女自身も、自分の心の中で悲しみと苦しみに溺れかけていた。

ＳＯＳに反応して動き始めた田巻先生と岡本先生は、春先からずっと声を上げていた僕にその情報を届けてくださった。これまで組織として緩和ケアを被災地へと届ける仕組みを形にしたいと願い努力していたつもりではあったけれど、残念ながら僕には大きな組織を動かせる地位も力もない。たとえある程度組織的に対応できたとしても、あまりにも広い被災地のすべてを平等にカバーすることなどできるはずもない。それなら、とにかく今ここでできることを一つひとつ積み重ねてゆこう。このご縁を大切にしよう。

9月25日の日曜日、僕は朝一番に東京駅を出発するやまびこ号のシートに身をゆだねた。仙台を越えると車内の人数は目に見えて少なくなる。定期的に、そして継続的に大槌の仮設住宅へと伺い住民の方々と一緒にお茶をするという田巻先生の企画に賛同した僕にとって、その日が笹原さんと田巻先生、そして数名のボランティアの方々とともに踏み出した最初の一歩となった。

その後、この活動は「お医者さんのお茶っこ」と名づけられ、5年の年月を経てもなお

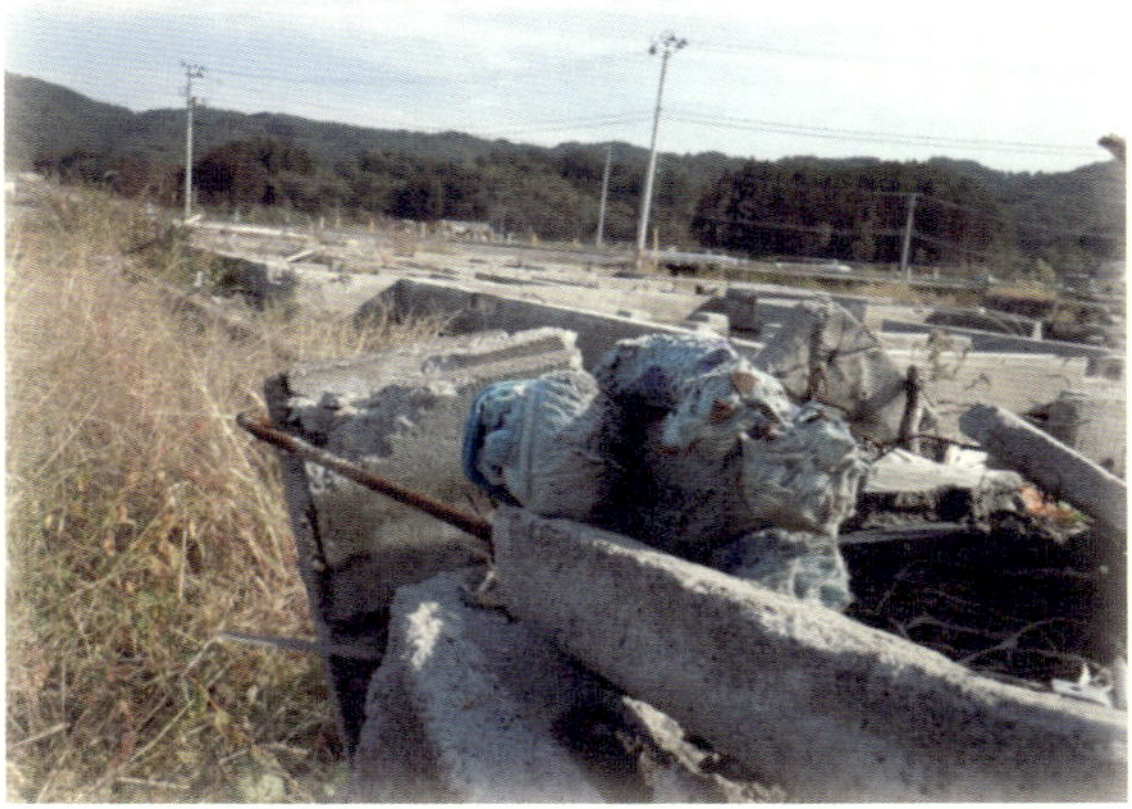

ゆっくり、そしてじっくりと続くこととなる。

生まれて初めて伺った大槌の空と海は、あまりにも深い青をたたえ、悲しいほどに美しかった。「なぜこんなにきれいな海が……」と涙ながらに訴えていた気仙沼の保健師さんの言葉が耳の奥にこだまする。その海に向かってハンドルを切った彼女がどれほど苦しんでいたのか、その苦しみの中をどんな思いで生き抜いていたのか、今となっては遅いのかもしれないけれど改めて痛感した。そして、ここ大槌の皆さんも、喪失体験を重ね悲しみに足をとられそうになりながらも、非日常を当たり前のように生きている。

僕はひたすら彼らの話に耳を傾け続けた。いや、何も言えなかったというほうが正確だ。

夕方、長袖のシャツを羽織っても少し寒いくらいの北上を出て東京へと向かう新幹線の中で、気仙沼からの帰りに感じていた無力感がまた頭をもたげてきていた。

しかし、帰京した翌日、僕は次のようなメールを笹原さんに送っている。

昨日は大変お世話になりました。ありがとうございます。

おかげ様で、「最後のピースがハマって絵が完成」しました。

さっそく私にメールをくださった一人のスタッフ(医療関係者)がいまして、「私たちのめざすものは間違っていない」と確信させてくれる内容なので、その一部を下記にコピーします。

『でも、仮設住宅で過ごされる方々の笑顔を見るととてもうれしくなり元気がもらえ、時折見せる悲しみの涙を目にすると涙を通して思いを表出して頂けたことにこちら側が救われる思いが致しました。実は、私自身も震災によるこころの痛みからなかなか上がれずに苦しんでいたのです。こうして皆さんと時間を共にさせて頂くことで少しこころのリハビリができたように思います。こころが清められていく、洗われていくような思いが致しました』

ちなみに、帰りに私を北上駅まで送ってくださった方も、約2時間半の行程中2時間はしゃべりっぱなしでした。遺体安置所を回って読経するという活動を続けてきたこの半年、どれほどの人々が果てしない辛さに苛まれてきたか、そして自分がどんな思いで沿岸部を走り回ったか……。

「人は話すことによって癒される」という言葉は本当なんだな、そして彼ら（特に支援者）にはその癒しの場がないんだな、と実感しました。

話を聴くこと……私たち緩和ケア医の本領です。

大槌で最初の一歩を踏み出したその日のうちにメールをくれた、ボランティアとして参加していた大船渡の看護師さんの「こころが清められていく、洗われていくような思いが致しました」という言葉は、「これは緩和ケアだ」という思いを僕に再確認させてくれていた。

10月に入り、「お医者さんのお茶っこ」は10人の有志、そしてその仲間たちとともに歩みを本格化させてゆく。

メンバーを募るにあたり、僕はめずらしく神経質になっていた。実は田巻先生にも岡本先生にもきちんとお会いしたことがなかったし、これから自分たちが歩みを進めようとしていることが彼の地の皆さんにとっても僕たちにとっても何を意味するのかまったくの未知数だったし、協力をお願いした聖ヨハネホスピスの大井裕子先生は女性だし(どんなルートで大槌へと向かえばいいのか、どんなところに宿泊できるかも不明瞭だった)……。しかし、結局は心の声にしたがって素直にお願いした知人全員が「ぜひに」と快諾してくれ、その一人ひとりの活動が、頼んだ自分が驚くほどの素晴らしいチームを育ててゆくこととなった。

最初の半年、つまり2012年3月までは、毎週誰かが「そこにいる」ようにした。その後は1カ月に1～2回、2～3カ月に1回、3～4カ月に1回と回数を減らしながら、それでも「また来るね」「また来たよ」が嘘にならない関係性を継続してきた。

仮設住宅の集会場に集まる人々は、数名のこともあれば20人以上となることもあったが、僕たちは持ち込んだお茶やコーヒーを口にしながら、一人ひとりの声に耳を傾けた。話さず静かにしているだけの人もいるけれど、そういうときは無理に聞き出さず、ただ黙って一緒にお茶を飲んでいた。いつもの臨床と同じように。

いつもの臨床と同じ……であれば、いつもと同じようにチームで対応しよう、核となるメンバーは固定しつつもいろいろな立場の人に多角的に支えてもらったほうがよいという僕の直観は間違っていなかった。3度目の訪問の際には女将に同行してもらい、その後は、女将や若女将をはじめとする看護師のみならず、精神保健福祉士、医療福祉相談員、チャイルド・ライフ・スペシャリスト、理学療法士、僧侶、そして音楽療法士といった様々な立場の仲間が入れ代わり立ち代わり参加してくれるようになる。あたかも大槌という病室を緩和ケアチームが訪問しているかのように。

女将は、彼女にとって初めてのお茶っこの後でこんな言葉を残してくれている。

今回、岩手に連れていってもらって……。言葉にできない。言葉にならない。言葉にしちゃいけないような……そんな感覚でした。大袈裟かもしれないけど、感情がなくなるってこういうことなのかなと思いました。被災された方の中には、辛すぎて感情をなくしてしまっている方もきっと大勢いるのでしょうね。今回、たくさんの大切な人や物を失って、心の傷が癒えるなんて思えません。きっと死ぬまで自分を責め続け、後悔し続けるんでしょうね。自分を責め続けることが生きている、生き残ってしまった意味みたいになって……。冷たいかもしれないけど、そうやって生きていくしかないっていうか、それが生きていく支えになってしまうのかもしれない……(私、かなりマイナス思考です)。そうだとしたらすごく切ないなって思います。でもそれが現実なんでしょうね。

3日間、先生方といて感じたのは、きっと、先生方の活動がそんな思いでいる人たちの「新しい支え」になっていくんだろうなってこと。人を支えること、思いやることって当たり前すぎることだけど、その当たり前に気づけないからすごく難しいこととしてとらえてしまうのでしょうね。

道路じゃないけど、人の思いってどこまでもずっと続いているんですよね。これからいろんな道から、いろんな形で被災地を、被災された方たちを応援してくれる人や物が現れたらいいですね。

鋭いサイレンの音、波の黒さ、水の冷たさ、容赦なく降り続けた雪、命からがら逃げ回わった道なき道、三日三晩燃え続けた町、失った家族や家……。中には1年も2年も経ってからようやく自分の思いを口にできた人もいるけれど、最初の数カ月は失ったものの話が多く、話しながら涙を流す方も少なくなかった。

しかし、回数を重ね、チームで対応するようになるにつれて少しずつ様子が変わった。

「目の前が冷蔵庫（海）だから」

と、その朝に採ったばかりのマツモ（海藻）や、仮設住宅の中でつくったこまこま汁という地元の料理をふるまってくれるばかりか、彼らが時代を超えて脈々と受け継いできた唄や民舞を僕たちの目の前で惜しげもなく次々に披露してくれる。

そう、その地域、その時代、その苦しみ、その楽しみ、そして今ここを生き抜いている人々が主役の座を取り戻し始めたのだ。

お茶っこを始めて半年、つまり震災から1年が経過した頃、笹原さんがメールをくださった。

先生方のお茶っこチームは、この大きな震災の悲しみを共有してくださっています。とっても、安心します。守ってもらえているような、そういう実感があります。今、「ケア」の情報があふれてしまっているからこそ、鎮められるのは、たぶん、被災地を知ってくださった先生方しかいないと思います。お医者さんは、大きな力を持っています。

お医者さんがしてくれている今の活動は、きっと多くの方々が注目し、耳を傾け、心落ち着かせて、しっかり受け容れることができると思います。

被災地には、たくさんの押しつけのこころのケアで、深い傷を残し、どん底に落ちた人も多くいます。

先生方は、いつも目の前の人を「信じて」くれるでしょ。何も押しつけず、見守ってくれます。見たこともない、心のケアの形です。すごいなって、思います。きっと、先生たちに関わってもらった人は、元気になります。

被災地に入ってくださった先生方にしかできないこと、先生方にしか伝えられないこと、たくさんあると思います。先生方に助けて頂いて、被災地はもちろんのこと、どん底に落ちていた私も、元気になってきました。

生きること、死んでしまった家族、寂しい気持ち、自分の底力、いのち、泣くこと、笑うこと、たくさんの感情は、先生方のあたたかい背中を見て、みんな勇気づけられています。今までと変わらず先生方が被災地を愛してくれますように、そう願っています。感謝しています。とっても感謝しています。

その日、吉里吉里《きりきり》学園中学部（通称・吉里吉里中）の校庭に建てられた仮設住宅の集会場は、大きな鍋から立ち上る湯気に満たされていた。うっすらと曇った窓の外には粉雪が舞う。うどんを茹でて、みんなで持ち寄った手づくりの天ぷら、お漬物、ひっつみ（すいとんのような郷土料理）……をおかずにして一緒に食べましょうという心あたたまるおもてなし企画。集会場の奥にあるちょっとした台所で、お母さんたちはあれやこれやと準備に大忙し。

広間に残っていた僕は、何人かのお母さんたちがテーブルの上にある小さなキーボードをちらちらと見ているのに気がついた。

「おもちゃですけど、よかったら音出してみます？」

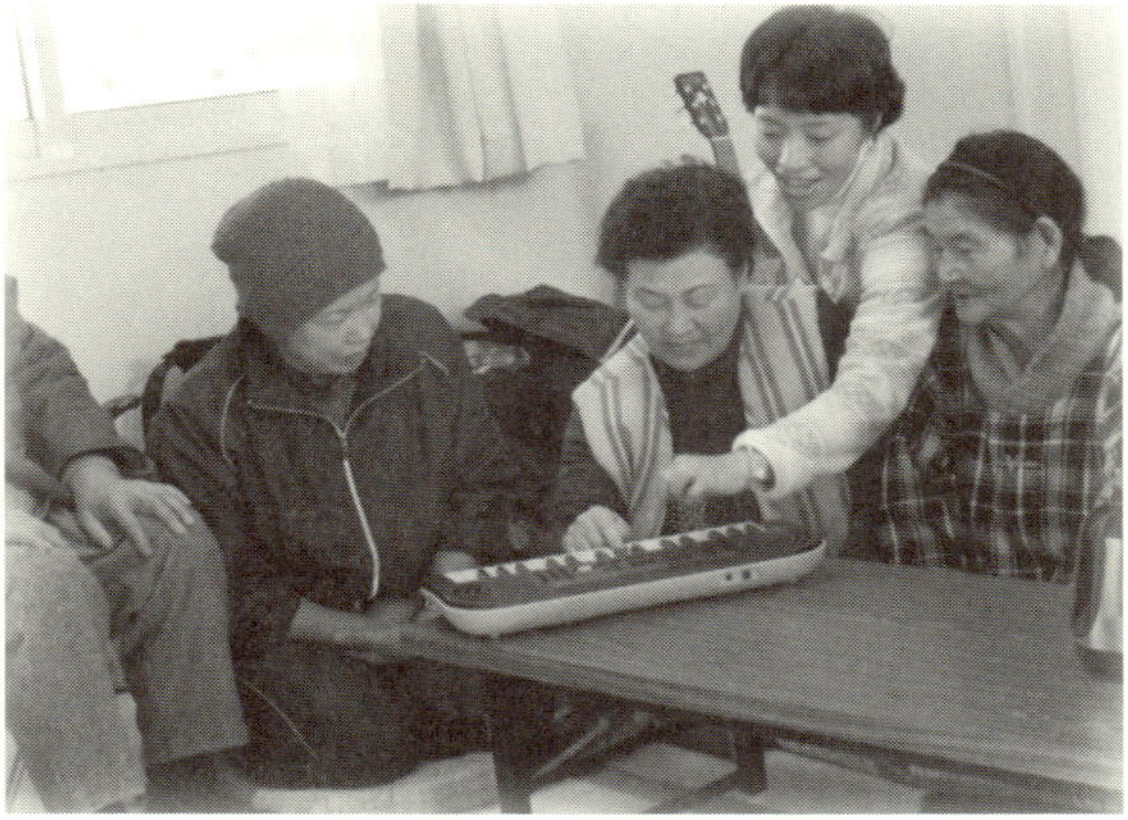

「いやあ、無理だ無理だ」

「簡単ですよ」

「恥ずかしいもんなあ」

お母さんは、すっかり乙女の顔。

「そうですか？　じゃあ、ちょっとだけ弾いてみますね」

そう言って僕がふるさとを弾き始めると、一人のお母さんがぽつりとつぶやいた。

「見つからないんだ」

「え？」

忘れがたき……でメロディーが止まる。

「大正琴を習っていたんだけど、波に持っていかれてしまって」

僕の右手に、続きを弾いて曲を終わらせる力は残っていなかった。この静けさはちょっと重すぎる。どうしよう？　茹で上がったうどんが届くにはまだもう少し時間がかかりそうだし……。

そうだ！　そうだそうだ!!　次の瞬間、僕は自分でも少し驚くくらいに明るい声で、台所の奥でキュウリと格闘している音楽療法士さんの名前を呼んでいた。

「植木さん、出番だよ～」

コラム

聴かせてください、あなたの音

植木亜弓（音楽療法士）

２０１４年11月某日、緊張で強張った表情の堀合陽子さんが、東京のとある合唱団の一員として、とある私立大学の学園祭の舞台に立っていた。観客数２４０名を超える大舞台である。ここで、これから堀合さんは故郷への想いを歌う。

「泣いてしまうかもしれない。でも、頑張って歌うね」

「大丈夫。みんな思いは一つだから」

堀合さんの故郷は岩手県上《かみ》閉《へ》伊《い》郡《ぐん》大槌町吉里吉里地区。東日本大震災で言葉では言い尽くせない甚大な津波被害に遭ったその日、堀合さんの母親もまた波にさらわれて帰らぬ人となった。この日以来、堀合さんは生きる実感を失い、引き寄せられるようにがれきの海辺をさまよい、大好きだった「歌の心」を失った。

音楽療法士の私を「お医者さんのお茶っこ」に誘ってくれたのは儀賀先生だった。

私は、先生の「お茶っこに音楽があったらいいなあって思うんだよ。あたたか～い音楽が」という言葉を頼りに、何ができるかもわからないまま新幹線に乗り込んだ。軽やかな音色の楽器や楽譜をバッグに詰め込んで、ギターを背負って。けれども、実際に現地に立って生々しく広がる被災の光景を見たときに最初に感じたのは、私の存在が、また、私が歩くたびに鳴る美しく楽しげな音色が、「なんとその場にふさわしくないか」ということだった。

その光景は、テレビのニュースで繰り返し見た四角い風景とはまるで違っていた。日本列島の東沿岸部、そこに何百キロにもわたって続く、破壊され放置されている被災地の生々しい現実。言葉を失った私は、これまでに経験したことのない想いの衝動に困惑し、歩いて揺れる度に鳴る楽器の音をとても恨めしく感じた。

そのような思いを抱きながらのスタートは、これ以上ないというくらいその場には不似合いなクリスマスソングからだった。ハンドベルに興味を示してくださった方と一緒に讃美歌の『お星が光る』を演奏したのである。参加してくださった方は、「きれいだねえ。いいねえ」と喜んでくださった。でも、「やっぱり違う。何かが決定的に違う」のだった。

そんな複雑な思いで終了した初回以降、私は、「音楽にこだわるのはやめよう。できることは何でもしよう」と気持ちを切り替えた。そして迎えた2回目、私は、お茶っこに参加して下さった皆さんにふるまううどんを茹でながらキュウリを刻んでいた。

そこへ、

「植木さん、出番だよ〜」

儀賀先生の明るい呼び声が聞こえてきた。

見ると、ミニキーボードを囲んで何やら悩んでいる方たちが数名……。

「何を弾いているんですか?」

と尋ねると、

「弾くなんてもんじゃないんだけど、昔ね、ピアノ習ってたから」

と『ちょうちょう』のメロディーをたどたどしくたどっている。

「ソミミ　ファレレ　ドレミファ　ソソソ」

私が階名で歌うと、

「こうだっけ？　次、こう？　ああ、そうだ、弾けた弾けた」

と喜びの笑顔が広がった。

すると、今度は隣にいた方が、「私は大正琴を弾いたの。でもみんな流された。もともと浜の人間はみんな芸達者なんだよ」と言われた。その寂しそうな笑顔は今も忘れられない。そう、この方たちは大切な家族や友人、住まいを失くしただけではなかったのだ。その地方に伝わる豊かな文化や生活のよりどころとなる表現の舞台、場、機会をも失ってしまったのである。

私は思った。「もともとこの方たちの中には豊かな文化が息づいている。私は、その文化に、音色に耳を傾けよう。そして許されるならその豊かさを一緒に分かち合いたい」

そうして聴くと、大槌には素晴らしい音楽と芸能があふれていた。そこには、被災者という言葉をはねのける力強さと誇らしさがあり、それらの音楽を通じて私たちは、被災者とボランティアという関係から自由になることさえできたのである。

虎舞、神楽、甚句、祭囃子。遥か藤原京時代に起源するると言われるこれらの芸能は、自然災害の多い寒冷な厳しい土地であるからこその人々の願いと祈りが込められている。そうした伝統文化を根源として持ちながら、時代の息吹とも言えるような物語や音楽が、一人ひとりの中に息づいている。天秤棒で海水を塩田に運んだ労働の思い出、その休憩時間に長靴を脱いで歌った『湖畔の宿』や『君の名は』、船でのお嫁入りの抒情的な様子、男女の若いグループで観た映画『愛染かつら』。

その中でも特に胸を打たれた音楽がある。

ねんねろねろね〜ろ〜　ねんねろや〜え〜
ねんねろねろね〜ろ〜　ねんねろや〜え〜
ねんねろねこのけ〜つ　かにこがはっさんだ〜
おっかさとってけ〜ろ〜　まだはっさんだ〜

(以下略)

ふくよかなお婆さんが二人、ゆったりと体をゆらして歌ってくれたのは『吉里吉里の子守唄』だった。

その曲を聴き終えたとき、私の目からは自然と涙があふれていた。おそらく、そこにいる全員がその方たちの歌声に宿る母性に癒されていたと思う。そのときの仮設住宅の集会所には、本当にゆりかごのような心地よさがあった。

この『吉里吉里の子守唄』だが、聞けば、今はもうその地方でさえも歌われなくなっているという。それを聞いた私は、「この歌を多くの人に伝えたい」と思った。

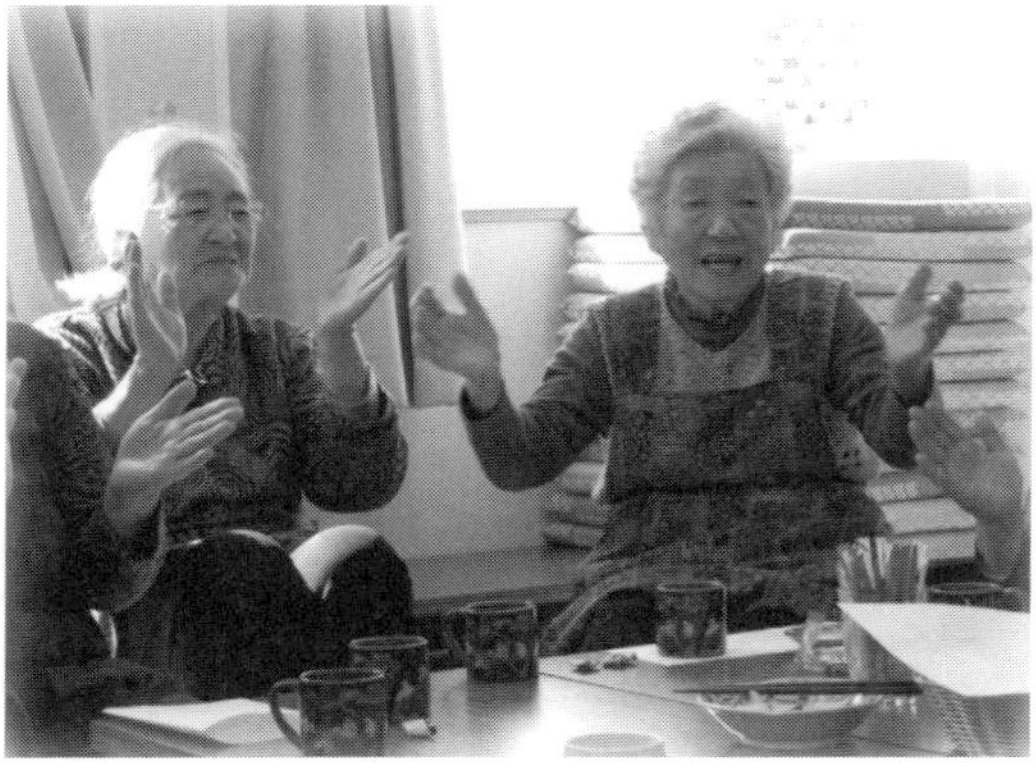

東京に戻った私は、長く関わりを持っている高齢者合唱団の方たちにさっそくこの歌を紹介した。すると、「今度の発表曲にしたい」「どんな人たちが歌っているのか知りたい」「来てもらって一緒に歌いたい」と予想を超える反響があった。

そこで私は、儀賀先生、田巻先生、大井先生に相談して、「お医者さんのお茶っこ」で親しくなった堀合さんという女性に「東京に来て一緒に歌いませんか?」と声をかけたのである。

堀合さんは、私の『舟唄』(八代亜紀)の師匠である。

堀合さんは歌が大好きで、母親に「あなたの声には『舟唄』が合うよ」と言われて以来『舟唄』を歌い続けてきた。けれども、その母親を津波で失ってしまってからは、歌うことをやめてしまった。そして、私が参加した2回目のお茶っこで、「本当は歌が大好きなの。でも、もう歌えない。私の代わりに歌って」と『舟唄』をリクエストしてくださったのである。音楽療法士、いざ! 本領発揮の場面である。

ところが、恥ずかしいことに私は『舟唄』をうまく歌うことができなかった。楽譜通りのビブラートは『舟唄』の神髄には程遠く、「なんかすこ〜し違うのよね」と堀合さん。結局、「う〜ん、難しいです。ちょっとお手本をお願いできますか?」。すると……。

お酒はぬるめの燗がいい〜♪

堀合さんが歌ってくれたのである。素晴らしいビブラート。それ以来の師弟関係は、今も続いている。

話は再び2014年11月。とある大学の学園祭で堀合さんは歌う。合唱団員の一員として、

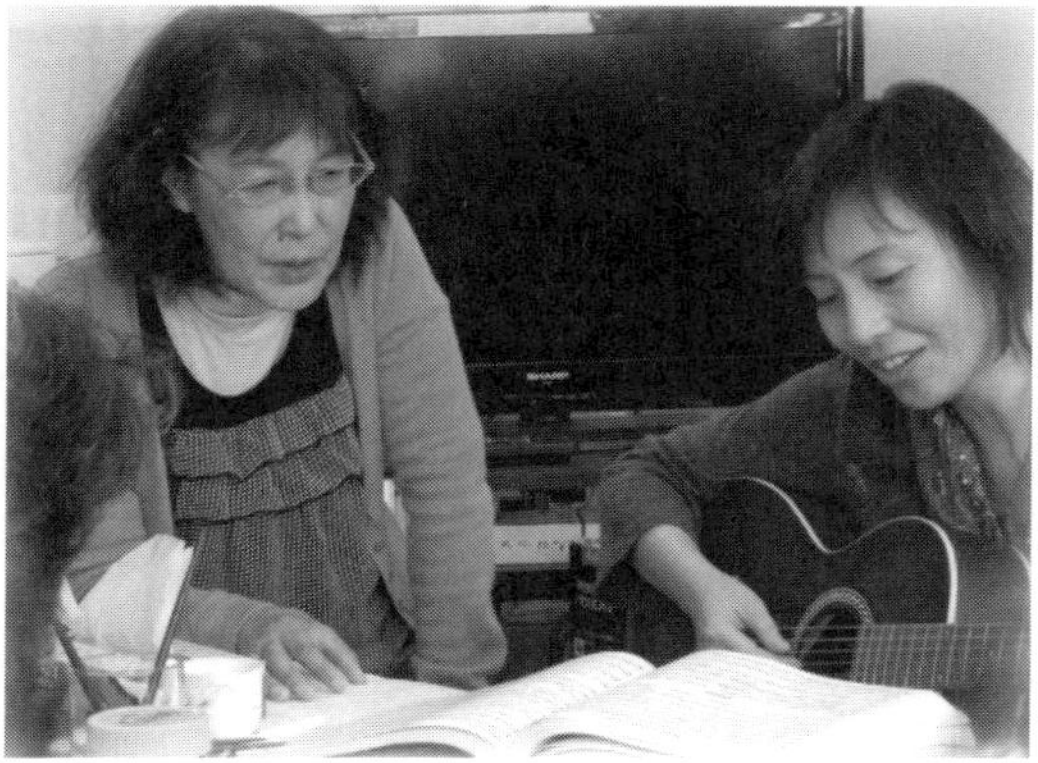

声を合わせて心を共にして。白いレースのブラウスと黒いエレガントなスカート姿がクールに決まっている。発表曲は『ふるさとによせる三曲』。この曲は、高野辰之作詞、岡野貞一作曲の『故郷』に、『吉里吉里の子守唄』と、大槌町の美しい海と生活を歌ったオリジナル曲『私の故郷～吉里吉里～』を合わせて編曲した連作組曲である。

『私の故郷～吉里吉里～』の詞は、大槌町の皆さんとの対話から生まれた。

子どもの頃は　泳ぎが得意だったの
柔らかな黄色い浜　紺碧の海原
井戸の水汲み　弟のおもり
何もなくても　楽しかったの

いくつもの時代を　懸命に生きてきたの
大波が来て　みんななくしたけど

私　ここで　歌ってるの　踊ってるの
　笑っているの

拍手、拍手、拍手、喝采の言葉、アンコール。

堀合さんは立派に歌いきった。

この歌を歌うために被災地から車で2時間半、新幹線で3時間、東京駅まで一人でやってきた。前日は、一緒に隅田川の水上バスに乗って、念願の浅草の雷門を見て、名物の黒い天丼を食べた。スカイツリーも見た。

堀合さんは笑った。

「最初は迷ったけど、来てよかった。こんな大冒険初めて。母が亡くなったのはとても悲しいことだけど、こうして亜弓ちゃんやお茶っこの先生たちや合唱団の皆さんと会えた。母が会わせてくれたんだと思う。本当にありがとう。一生の宝物です」

堀合さんは未来を生きる。

「新しい家ができたらきっと遊びに来てね。約束だからね」

大槌町には、今も日々悲しみにくれて涙とともに朝を迎える人たちがたくさんいる。けれども、その方たちの悲しみの厚い壁の向こう側には、豊かな文化や物語・音楽がひっそりと、けれど確かに息づいている。そして、その音色はいつも誰かに見つけてほしいと思っている。それを音楽療法の言葉でミュージックチャイルド（音楽の知性）という。

「聴かせてください、あなたの音。そのきれいな鈴、少しだけゆすってもいい？」

第5章

「私は毎日写真を撮りたい！」

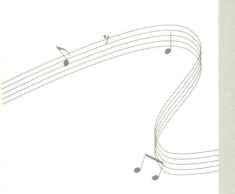

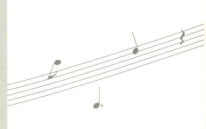

「暑いでしょ。昨日までは寒いくらいだったんですよ」

胸元には、きらりと光るミッキーマウスのピンバッジ。

及川陽次先生は岩手県釜石市内で開業しておられる歯医者さんで、クリニックでのお仕事のかたわら学校歯科医として今日これから向かう釜石市立大平中学校の生徒さんたちの口の健康を守っている。そして、第4章「出番だよ」（☞95ページ）に登場する「お医者さんのお茶っこ」の継続にあたり現地で様々な調整役としてもご尽力頂いており、つまり、町の子どもたちのみならず僕たちにとっても大切な存在だ。その及川先生が、学校の先生方に「ぜひ〝いのちの授業〟をやりましょう。うってつけの講師を紹介しますよ」と働きかけてくださった。


「あのさ、今度子どもたちに、いのちの現場の話をしてくれないかな」

十数年前、中学校の同窓会で生ビールと枝豆を抱えて幸せいっぱいになっている僕に、中学生時代、一緒にバスケットボール部に所属していた同級生が声をかけてくれた。彼は母校で社会科の教師をしている。

「いのちの現場の話?」

「そう。実は3年生の特別授業で〝いのちの法律学〟っていう講座を持っているんだけど、やっぱり机上の空論ばかりじゃつまらなくて。裁判所に行ってみたりもしているんだけど、そこは現場ではないでしょ。だから、本当に人の生死に関わっている儀賀ちゃんの生の声を届けてくれるとありがたいんだけどなあ」

頼りにされてうれしいという素直な気持ちに、一抹の不安が混ざる。

「うん、わかった(でもホントにできるかな……)」

以来、10年以上にわたり、僕は中学校3年生の後輩たちと一緒にいのちのことを毎年考え続けてきた。


その数年後に制定されたがん対策基本法により、世の中ではがんを取り巻く環境が少しずつ変わり始めた。教育も無関係ではない。がん対策基本法に基づいて定められるがん対策推進基本計画の中には、次のような記載がある。

子どもに対しては、健康と命の大切さについて学び、自らの健康を適切に管理し、がんに対する正しい知識とがん患者に対する正しい認識をもつよう教育することを目指し、5年以内に、学校での教育の在り方を含め、健康教育全体の中で「がん」教育をどのようにするべきか検討し、検討結果に基づく教育活動の実施を目標とする。

この流れに沿って埼玉県もがんの教育総合支援事業を展開してゆくことになるが、行政も教育現場も「誰が何をどうすればいいのか」と混乱した。何しろ経験者がいない。

そんな中、母校での授業を皮切りに、音楽療法の勉強をしている音楽大学の学生さんたちや横浜の一般大学の学生さんたちへがんといのちの特別講義や系統講義を担当する機会を与えて頂いていた僕に、埼玉県の担当者から「県のがん教育の一端を担ってほしい」と声がかかったのは、2013年の夏の終わりだった。

「自分は本当に〝うってつけの講師〟なのか」という問いに、「はい」と即答はできない。思春期真っ只中の子どもたちへの「いのちの授業」は、いろいろな意味で難しい。

今の日本では、いのちの誕生もその終焉も日常生活から切り離されていることがほとんどで、元気いっぱいの彼らはいのちのことなど考えないのが普通だ。かつての僕だってそうだったし、当たり前に明日が来ると思っている大人たちだって同じ。「いのちは大切だ」なんていう言葉だけは簡単に出てくるけれど、何がどのように大切なのか、それが彼らに何の関係があるのか、逆に、自身あるいは家族や友人などの近しい人が重い病を抱えていたり、病や事故によっていのちを奪われた経験のある生徒さんにどのように接すればいいのか、その年代の子どもたちが普段何をどのように学んでいてどんな気持ちで過ごしているのか、考えれば考えるほど言葉が出てこなくなる。貧困により生活そのものが成り立たない子だって少なくない。そもそも医師になる過程で、教育について学ぶ機会はほとんどなかった。

まして釜石は、2011年の東日本大震災によって甚大な被害を被った町だ。想像を絶する喪失体験を生き抜いてきた子どもたちの前で、いのちの話をする資格など僕にあるのだろうか……。

自信はなかった。でも、この十余年、がんといのちのことを一緒に考えてくれた生徒さんや学生さんたちが寄せてくれたたくさんのあたたかいメッセージが僕の背中を押してくれた。

「死んだら終わりと思いがちだけれど、生きている人がその人のことを心の中で生かし続ければ〝死〟ではない。こんな素晴らしい考え方を、私は学ぶことができました」

「自分のいのちの大切さ、家族の大切さ、そしてここにいる〝キセキ〟。いろいろなことが学べました」

「最後におっしゃっていた『いのちに限りはあるけれど……』の後に言葉を続けるとしたら、私は『無限の物語を描いていける』と入れます」

「授業を通じて自分らしさを失う（喪失する）人を見せて頂きましたが、写真にはたくさんの笑顔がありました。それは、家族や周りの人がどんな姿になっても何かができなくなってもその人だと認め合っているから、その人らしく生きることができるのだと思います。そしてその認め合いが力となり〝いのちを支える〟ことにつながると思います」

大丈夫、きっと釜石の中学生たちも、僕がたくさんの患者さんたちから頂いた宝物を共有し、何かしらの思いを受け取ってくれるだろう。ぜひにと声をかけてくださった及川先生の期待に応えてみよう。

そして僕は五月晴れの釜石駅の改札をくぐった。

海岸沿いに延びる国道の坂道を及川先生の純白のセダンが滑るように駆け上がり、観音様の背後から釜石湾を一望する学校へと到着する。挨拶もそこそこに会場のセッティングをすませ、校長室にてホッと一息。いやいや、実はまだ不安要素が……。

「もしもし～、今着きましたぁ」と携帯電話の向こう側からふんわりと優しい声が約束通りの時刻に届く。初対面のフォトライター、角円《かどまどか》さんからの連絡だった。

「こんにちは、はじめまして。前から読んでも後ろから読んでも〝かどまどか〟です」

何となくぎこちなかった空気が一気に和らいだ。

まどかさんはつい最近まで大阪にある中学校の英語の先生だった。8年間の勤務の後、一念発起して退職し、この春からフォトライターとして新たな人生を歩み始めていた。

「人の生き様をつづることに専念したいと思い悩んでいた矢先、二人の知人を亡くしました。その死から受け取ったメッセージ。それは、明日は当たり前にやってこないということ。だからこそ、今一番やりたいことをやってみようと決意しました。人として、苦しみや葛藤に寄り添いたい。そして暗闇のトンネルの中に差す小さな光を感じる瞬間をつづりたい。そう思うのです。知識も経験もない私は、まず自分が心動くところに足を運ぼうと思い、被災地への取材を決めました」

そんなまどかさんが、今回の「いのちの授業」に同行してくれることになっていた。

約120名の全校生徒と先生方が勢ぞろい。体育館の中は、5月の釜石にしては暑い気候のせいだけではない、静かな熱気に満ちていた。さ、いくぞ。

小児がんを克服し、その経験を力に活動を続けているシンガーソングライターのより子さんの歌声が授業の冒頭を飾る。これ、誰の声かわかる？　素敵でしょ？　この女性は小さい頃、がんと闘っていたんだ。でも、こんなに元気でこんなに活躍している、つまり、決して「がん＝死」ではないんだよ。

では、まず、いのちの誕生について考えてみようか。昨日の自分と今の自分は同じ？　去年は？　5年前は？　今の自分になったのはいつだろう。そもそも、いのちっていつから始まるんだろう。

「受精したら」

「心臓が動いたら」

「赤ちゃんの形になったら」

「生まれてから」

そうだね、いろいろな考えがあるね。ある意味、みんな正解だよ。実際、法律などで決まっているわけではないんだ。社会生活の中で、みんなが何となく「このくらいかな」って考えているだけなんだよ。たった一つの受精卵が細胞分裂して、目になり鼻になり口になり手になり爪になり……。何十兆個もの細胞の一つひとつが、あるべき場所であるべき形であるべき機能をちゃんと果たしているからみんなはいのちを生きられるんだ。すごいことだよね。しかも、そのたくさんのいのちがこうして今この場で一緒に生きているなんて、奇跡だよ。みんな一人ひとりのいのちは奇跡。よく覚えておいてね。

そして、生まれた赤ちゃんは大きくなり大人になってゆく。歳を重ねると増えるものってなあに？

「しわ」

「白髪」

僕の顔を見ながら言ったでしょ！

「友達」

「経験」

いいねえ。そうそう、正直言って嫌なこともたくさんあるけど、宝物も増えるよね。でも、残念ながら歳とともに増えるものの一つががん細胞なんだ。がん細胞はね、細胞の中の遺伝子、そう、ＤＮＡに傷が重なることによって生まれるんだ。もとは自分の身体の中にある普通の細胞なんだよ。でも、普通の細胞と違って、勝手に増えて大きくなって体中に飛んでゆく性質がある。だから悪性って言われるんだね。

遺伝子に傷がつく原因は、ウイルス、放射線、たばこなどの中に含まれる発がん物質などたくさんある。でも、生活習慣に気をつけることでそれらに触れる機会を減らせるものもあり、その結果ある程度はがんを予防できるということがわかっているんだ。そして、今、がんの治療はすごく進んでいて、早期がんなら90％以上の人が5年生存できる時代になったんだよ。発見が早ければ早いほど5年生存率は高くなる。がんを早く見つけるには、がん検診が大切。自分自身はもちろん、お父さんお母さんにも教えてあげてね。

でも、残念ながらがんで命を落とす人がたくさんいるのも事実。そういう人たちは、がんという病とともに、様々なものを失うという辛い経験を重ねている。仕事ができない、好きなところに旅行に行けない、大好物が食べられない、会いたい人に会えない、トイレに行けない……。

だけど、でも、それでもその人たちは誇りを持って生きている。失ったものは戻ってこないけれど、その中でまた新しい自分をもう一度立て直し、お別れのときを迎えるその日まで、今のいのちを生きているんだ。一人では難しいかもしれないけれど、家族や医療者の力、時には音楽の力を借りて「生きる」を取り戻してゆくんだね。そういう素敵な人たちの様子を少し見てくれるかな。新しい自分を生きる姿は、まるで新婚生活みたいなんだ……。

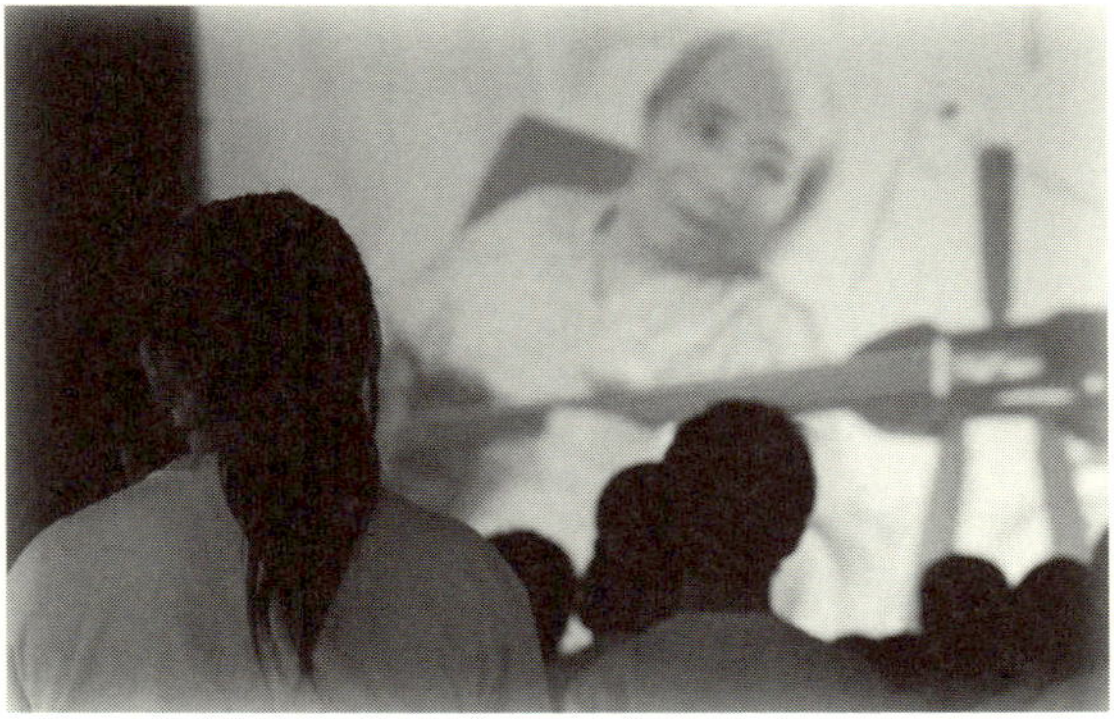

僕が出会った患者さんたちの生き様を伝える写真を連ねると、子どもたちは食い入るように画面を追う。

いのちの終わりについても考えてみようか。

教育の現場で「死」を取り上げるのは難しい。学校によっては、「死」という言葉を出さないでほしいと依頼されることもある。でも、いのちの話と言っておきながら「死」から目を背けるほうが、心のどこかにざらざらとした違和感を残す後味の悪い時間になるように思う。こうしていのちの誕生から順を追って一つひとつみんなで一緒に考えながら話を進めてゆくと、子どもたちにとって「そこに行きつく」のは自然なことではなかろうか。

「最期を語れるからこそ、今をどう生きるかという地に足のついた自分自身のテーマを考えることになる」

大好きな友人である碧祥寺住職の太田宣承さんの言葉を紹介し、授業はフィナーレへと向かう。卵巣がんに苦しみながらも娘さんの花嫁姿を見届けたお母さんのエピソードを紹介しながら、どんな風に今を生きたいか考えてみようね……と第一部を締めくくった。

第二部は子どもたちが主役だ。あらかじめ先生にお願いしていた通り数名のグループに分かれて座ってくれているみんなに、こんな風にお願いしてみる。

1年生と2年生は「大切な人をがんから守るために」、3年生は「(悲しいことだけれども)大切な人ががんになってしまったら」、今の自分にできることは何かな？　ということを一緒に考えてみよう。後でみんなの意見を訊きに行くね。

中学生のエネルギーが体育館の中に満ちあふれる。

それでは、大切な人をがんから守るためにできることについて教えてくれる？

「たばこをやめてもらう」

「お酒を飲みすぎたりしないで、野菜とかをたくさん食べてもらう」

「検診を受けてもらう」

「山とかにある山菜を食べない」

（そっか、内部被ばくの教育がなされているんだな……）

悲しいことだけれども、もし大切な人ががんになったら自分には何ができるかな？

「一日一枚記念写真を撮る」

いやあ、素敵だね。写真好き？

「大好き」

撮るのが好き？　撮られるのが好き？

「自撮りが好き（笑）」

いいねえ、たくさん撮ろうね。

「インターネットで治療法を調べる」

調べたらどうしよっか？

「そこの病院に連れて行く」

そっかそっか、少しでも長生きしてほしいよね。

「その人がやりたいことを代わりにやってあげる」

ああ、なるほど。たとえば？

「行きたいところに行って、いっぱい話をする」

なるほどねえ。

そして……。

「一人にさせない。時間の許す限りは一緒にいてあげる」

大平中学校の90分を、まどかさんは先ほどの素敵な写真とともにつづってくれた。

今日はある中学校で、「いのちの授業」を参観した。講師は震災後から被災者の心のケアに携わられている緩和ケア医師の儀賀理暁先生。先生は死期を迎えようとしている患者さんと、どう自分らしく生きるかを共に考えている。薬で治せない心を、何で癒すのか向き合ってきた。

そんな先生の印象的な一言は、「死を語るということは、どう生きるかを考えること」。

はっとさせられた。人は生きることばかり考えるけれど、生と死は表裏一体なんだ。

生を考えることは、死を考えること。
死を考えることは、生を考えること。

どこで、誰のそばで、どんな風に息をひきとるのか。最後の晩餐に何を食べたいのか。残された日々をどう生きたいのか。十数年しか生きていない中学生が一生懸命に考えた。3年生四人のグループのディスカッションを聴く。

「なるべく多くの人でお見舞いに行く！　そのほうが明るくなるから！」

「私は毎日写真を撮りたい！」

どんな写真を撮りたいの？　と聞くと、

「笑顔の写真。だって後で見返したときに笑顔になれる。悲しくならないもん。そうして、一日一日を記念日にする。その日の切り取った感情をおさめたいな」

三人はしゃべるのに、一人はしゃべろうとしない。人前で意見を言うのは苦手なのかなと思ったが、どう思う？　と聞くと、涙がぽろぽろあふれてきた。彼女は最近、大切なおばあちゃんを亡くしたという。

苦しくなって彼女は退席した。戻ってくることはなかった。でも、誰よりも生と死を重く受け止めていたのは彼女かもしれない。

この地域では1000人近くの人が震災で亡くなっている。きっと今日ここにいた中学生の中には、大切な人を失った子がいるだろう。自分が生きている今日は、亡くなった人がどうしても生きたかった明日なんだと感じながら、毎日を送っている子もいるかもしれない。死を間近に感じた子たちだからこそ、今日は死というものに真剣に向き合えたのかもしれない。

途中で席を外した女の子、その後どうしたかな。先生やお友達、そしてご両親とたくさんお話しができていたらいいな……。

震災後、ここは避難所だった。今目の前にいる生徒さんたちは、当時まだ小学生。その頃の中学生が自主的に彼らを連れて避難したことにより、この町の小中学生の犠牲者はほかの町に比べてぐっと少なかったとのこと。かつて、遠くの安全な場所にいる僕たちは、これを釜石の奇跡と勝手に呼んでいた。

でもね、釜石の奇跡は奇跡なんかじゃない、釜石の常識だったんだと思う。当たり前だった。だから中学生は自分よりも弱い者たちを連れて「てんでんこ（てんでバラバラ）」に逃げることができた。彼らが町のいのちを、みんなを守ったんだ。

そして今、みんなは中学生になった。一家の大黒柱はお父さんかお母さんかもしれないけれど、一家団欒の大黒柱は君たちなんだよ。みんなは、大切な家族とこの町を守る中心にいるんだ。それがもう一つの釜石の常識になってくれたらうれしいな。片方の手は大切な自分のために、もう一方の手は大切な誰かのために役立ててね。

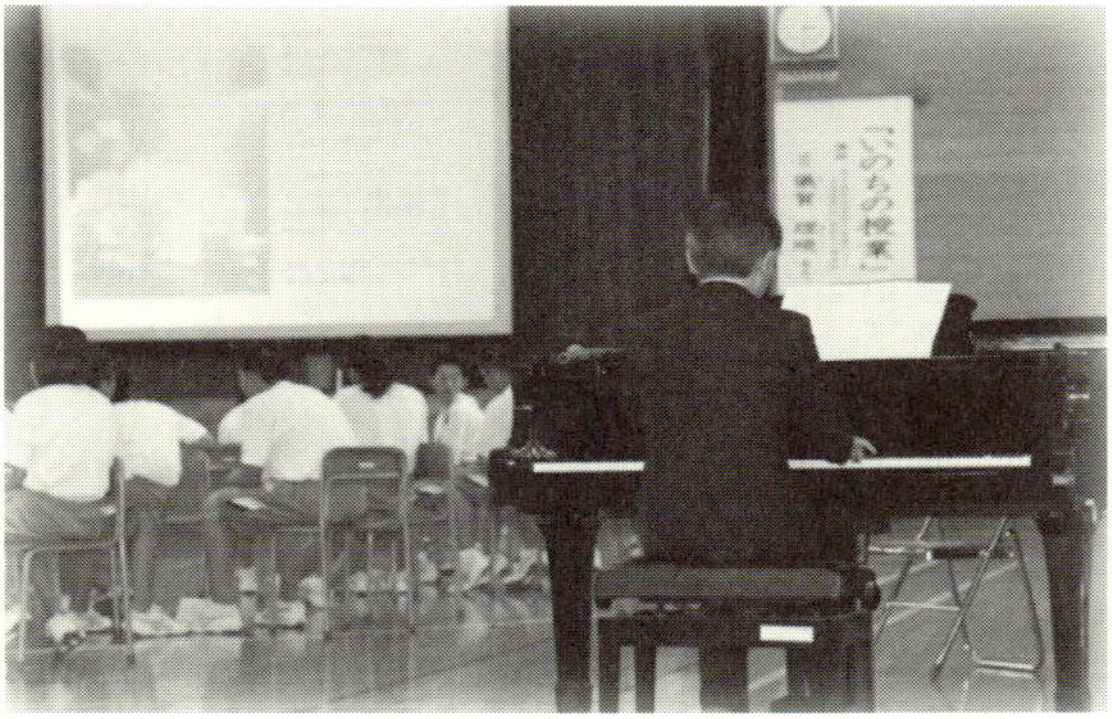

今日は長い間ありがとう。少し嫌な気持ちになった人も、悲しくて辛い気持ちになった人もいると思う。これから始まるみんなの物語があたたかく豊かでありますようにと願いを込めて、一緒に歌ってくれるかな。アンジェラ・アキさんの『手紙』、知ってる？　上手くはないけれど、ピアノ弾くね。

一番は子どもたち。

十五の僕には誰にも話せない　悩みの種があるのです
今　負けそうで　泣きそうで　消えてしまい

そうな僕は
誰の言葉を信じ歩けばいいの？

二番は先生たち。

自分とは何でどこへ向かうべきか　問い続ければ見えてくる
大人の僕も傷ついて眠れない夜はあるけど
苦くて甘い今を生きている

そして最後はみんなで一緒に。

いつの時代も悲しみを避けては通れないけれど
笑顔を見せて　今を生きていこう

今を生きていこう

第二部の最後は、3年生の女の子からのあたたかいメッセージ。

「今をどう生きてゆくかは、今からの積み重ねも大事なんだと学びました。今日は遠いところから来てくださって本当にありがとうございました」


翌年の夏、養護の先生から心あたたまるご報告を頂いた。

「途中で席を外した女の子は無事高校へと入学し、元気に通学しています。多感な彼女は大好きなおばあちゃんを見送って、今でもおばあちゃんの思い出

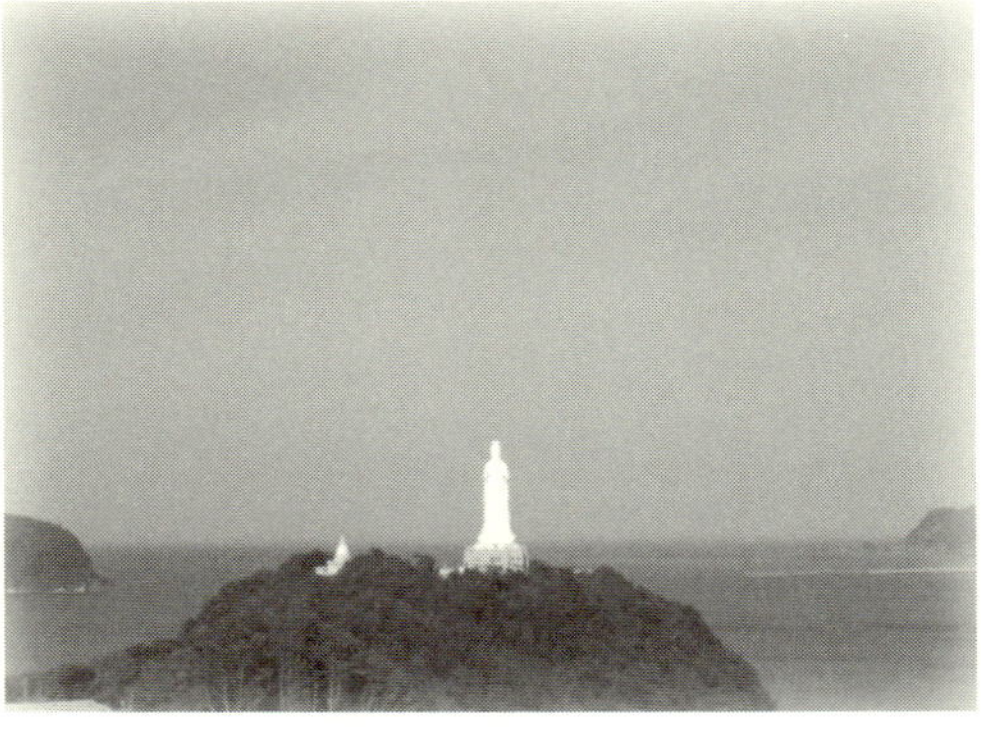

話をしていると思います」

拝啓　ありがとう

十五のあなたに伝えたい事があるのです……

第6章

「Amazing!!」

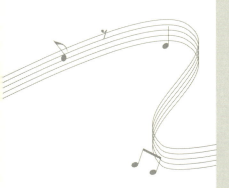

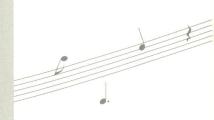

1908年6月23日、天に召された国木田独歩は満36歳だった。記録によると、5月2日、14日と続いた喀血に身体と心の力を奪われた独歩は、見舞いに訪れた植村牧師から静かに祈ることを薦められていた。

氏は唯祈れと云う。祈れば一切の事解決すべしと云う。極めて容易なる事なり。然れども、余は祈ること能わず、衷心に湧かざる祈祷は主も容れ給わざらん。祈の文句は極めて簡易なれど、祈の心は難し、得難し。(『病牀録』)

若い頃に洗礼を受け熱心なクリスチャンとして生活していた彼はその後信仰を捨てていたが、それでもいのちの限界を察する状況の中で、祈りという行為の意味を軽んずることはなかったのであろう。たとえそれがかつて洗礼を受けた牧師の薦めであっても、「言葉は簡単だが、その心は難しい」と……。

なかば黄いろくなかば緑な林の中に歩いていると、澄みわたった大空が梢々の隙間からのぞかれて日の光は風に動く葉末葉末に砕け、その美しさいいつくされず。（中略）武蔵野のような広い平原の林が隈なく染まって、日の西に傾くとともに一面の火花を放つというも特異の美観ではあるまいか。もし高きに登りて一目にこの大観を占めることができるならこの上もないこと、よしそれができがたいにせよ、平原の景の単調なるだけに、人をしてその一部を見て全部の広い、ほとんど限りない光景を想像さするものである。その想像に動かされつつ夕照に向かって黄葉の中を歩けるだけ歩くことがどんなにおもしろかろう。（『武蔵野』）

独歩の描く武蔵野は美しい。

卵巣がんとの闘いを経たシスターが、彼女自身の選択を生きるべく武蔵野の雑木林の中に佇む聖ヨハネホスピスにやってきたのは、皮膚にまとわりつくような空気の重さが日に日に増してくるような毎日の続く、梅雨の終わりの頃だった。

2年前の春、彼女は手足の冷感、頸の痛み、時折感じるのぼせを訴えて都内の大学病院を受診。粘液性の卵巣がん、肝転移、腹膜播種という診断を得て両方の卵巣を切除する手術を受けたが、各所に拡がった病巣は手術によってきれいに取り去ることが不可能な状態であった。そしてその後、80代後半となっていた本人の年齢や薬の効果を期待しにくい腫瘍の性格を鑑みて、抗がん剤や放射線などの治療が追加されることはなかった。つまり、その時点で、彼女には「そう遠くない〝いつの日か〟この病によってお別れの日を迎えることになる」という事実が突き付けられていた。

厳しい現実を抱きしめながら、彼女がどんな気持ちで日々を過ごしていたのかはわからない。神とどのような対話を重ね、どのような祈りをささげながらいのちを歩んでいたのかもわからない。そして手術から約1年半の後、それなりに落ち着いていた彼女の日常生活は、ゆっくりと、しかし着実に進行したがんが引き起こす腸閉塞によって阻まれることとなる。

激しい腹痛と嘔吐にて緊急入院となった彼女の鼻から腸の中に、イレウス管が挿入され留置された。さらに「一滴の水も飲んではいけない」との指示が出た上、喉の奥に当たる太い管は彼女の耐えがたい苦痛の原因となった。

「神は、私に耐えられない苦痛をお与えになることはないはず……。でも、もう、限界です」

Wikipediaには、「ホスピス（英：hospice）とは、ターミナルケア（終末期ケア）を行う施設のこと」と記載されている。

それだけかな……。

その歴史は、中世ヨーロッパにさかのぼる。当時、ヨーロッパ各地にあった修道院は、聖地エルサレムに向かう巡礼者たちが旅の途中で病に倒れたときに一夜の宿と食事を提供していた。この修道院が、ホスピスの源泉とされている。そして、がん患者に対するケアを中心にした近代ホスピスの歴史は、1967年、イギリスのロンドンでシシリー・ソンダースが創設したセント・クリストファーズ・ホスピスから始まり、日本におけるホスピスの第1号は、1981年に静岡県浜松市にある聖隷三方原病院に開設された。

ホスピスには音楽がよく似合う。

毎週木曜日にはオルガンの名手でもある音楽療法士さんがラウンジでコンサートを開いてくれるし、そこまで出られない人や大勢の前に出たくない人のためには「音楽宅配便」がある。山積みの楽譜と鍵盤を載せたカートを転がして、音楽療法士さんがベッドサイドまで来てくれるのだ。もちろんリクエストも大歓迎。ピアノの音を静かに楽しむ人もいれば、伴奏してもらいながら歌う人もいる、一人の時間を穏やかに過ごす人もいれば、家族や親しい仲間との時間を音で彩る人もいる。音楽との関わり方、音楽の楽しみ方は本当に人それぞれで、一人ひとりのニーズに丁寧に対応してゆくセラピストの力は感服モノと言えよう。

さらに。ホスピスの先生たちは、白衣のポケットに特別な道具をしのばせている。それは、いろいろな場面でいろいろな活用方法のある道具だが、特に、悲しいとき、辛いとき、苦しいとき、寂しいとき、落ち着かないとき、叫びたくなるようなときにいかんなく実力を発揮するように思う。オカリナだ。

オカリナの歴史は、古くはマヤ文明にまでさかのぼることができるが、1800年代のイタリアで現在の形が完成したとされている。その名が、イタリア語の「小さなガチョウ(oca：ガチョウ・rina：小さな)」であるゆえんだ。日本では管楽器あるいは吹奏楽器と呼ばれるが、個人的には、英語のwind instrumentやフランス語のinstrument à vent(風の楽器)という呼び名が素敵だと思う。オカリナからこぼれてくる息づかいには、独特の魅力がある。

ホスピスにそのあたたかい音色を広めてくださったのは三枝好幸先生だ。あれよあれよ

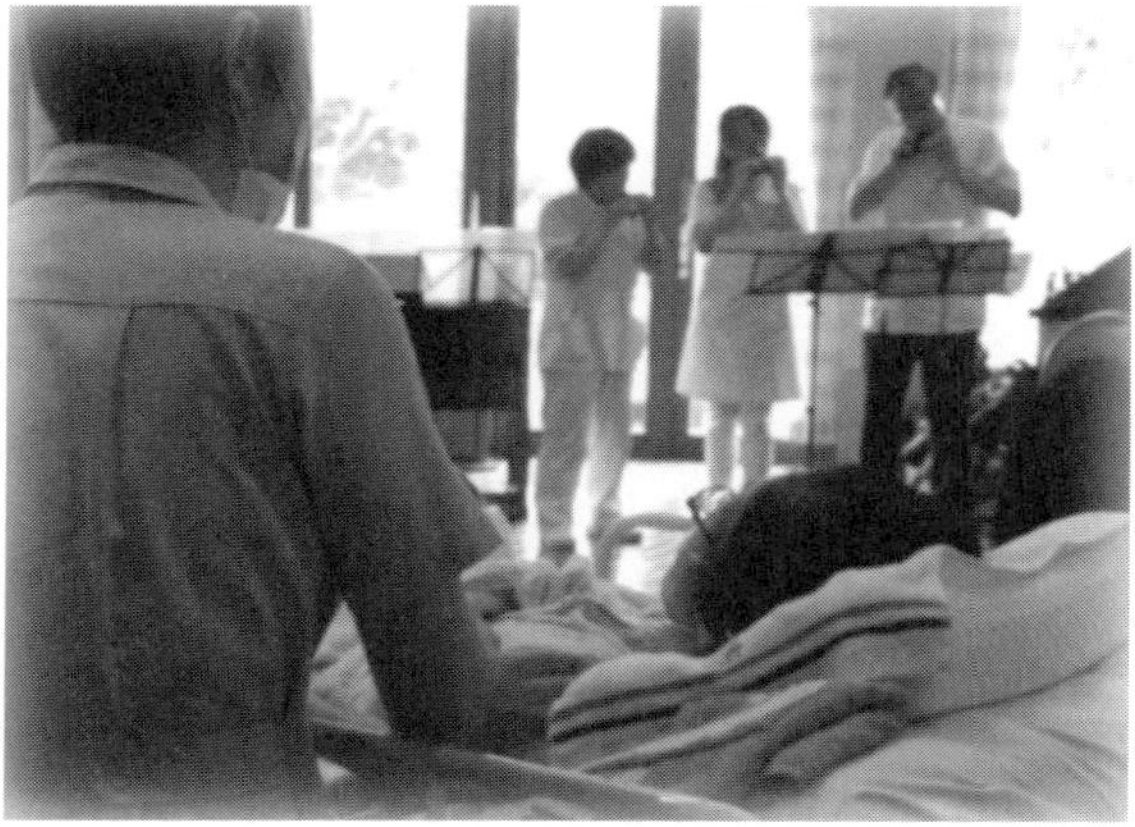

と言う間に同好会のメンバーが増えていった。先生たちは、時には患者さんのお部屋で、時にはラウンジで、一人でも二人でも何人でも、オカリナの音色を聴かせてくれる。音楽療法士さんのコンサートに負けず劣らず、オカリナの演奏会は患者さん、ご家族、お見舞いに来てくださった方々に大人気。うまくタイミングがあえば僕が伴奏を務めることもあるけれど、例によってろくに練習もできないままの演奏となるのであたたかいハーモニーの邪魔をしないのが精一杯。それでも、聴いておられる皆さんの優しい笑顔を見ているとこちらの気持ち

がふんわりとしてくる。

大学病院からホスピスへとたどり着いたシスターは、部屋のベッドに横たわった。X線写真を撮影してみると、シスターの鼻から入れられているイレウス管の先端は、小腸を抜けて大腸に入ったすぐのところに描出されていた。この管がその先には流れていけなくなった腸の内容物を外に出してくれるからこそお腹の張りも悪心・嘔吐も楽になっているのだが、その一方で本人にとっては耐えがたい苦痛を生じさせてもいる。彼女は、「限界」と表現した。そして、残された時間がそう長くはないと見込まれている人が、大好きな甘いものはもちろんのこと、水一滴も飲めないままでその貴重な時間を過ごすことの意味ってなんだろう？　イレウス管によるドレナージと飲食の制限という治療を継続することは、一般的な腸閉塞の治療としては正解だが、今のシスターにとって果たして適切な対応であると自信を持って言えるだろうか。

身体に入れる点滴の量が調整され、消化液の分泌を減らす薬剤の投与が始まった。イレウス管は抜かれ、その代わりにもっと細い管が鼻から胃の中へと挿入された。

「シスター、この管から出る程度のものであれば、何でも飲んだり食べたりして大丈夫です。胃の中に入ったものは、ちゃんと私たちが管から外に出しますよ。安心してくださいね」

大井裕子先生が、確たる自信に裏づけられた優しい声でそう告げる。みんなは、少しドキドキしながら注目。そして、シスターの喉をC.C.レモン®が通過するやいなや、びっくりするくらいの大きな声。

「うまい!!」

まさに〝生き返った〟シスターは、週に一度のペースでベッドサイドに伺う僕に、この自分の生きざまを見てほしい、そしてそれを少しでも多くの人に伝えてほしいと語ってくれた。己が歩んできた道のこと、神様のこと、病を宣告されたときのこと、「順調ですよ」と言われた術後がそれでも辛かったこと、病気が大腸にも影響を及ぼして食べたものが通過しなくなってしまったこと、祈っても願ってもかなわないことがたくさんあるけれど、それでも自分には祈ることだけが支えであること、その祈りを信じて生きる自分のこと……。

「これは私の使命なんです。大切なことを伝えてゆくこと。私がどんな風に救われてきたか、たくさんの人々に恵まれてきたか。愛に徹することで人になるんですよ。そういうことをもっと伝えていきたい。たくさんの恵みに、まだまだお返しができていないんです。感謝感謝ですよ。ありがとうございます。たくさんお話しできてうれしいです」

その日、ホスピスのラウンジにあるカウンターの上に、ボランティアの方々が心を込めて手づくりしてくださった葛餅が置いてあった。みずみずしい葛の中には、とろけるような甘い香りのゴマ餡。

「ねえ」

「ん?」

「シスター、甘いもの好きだって言ってたよね」

「言ってた」

大井先生とスタッフが意味ありげな目配せをしている。

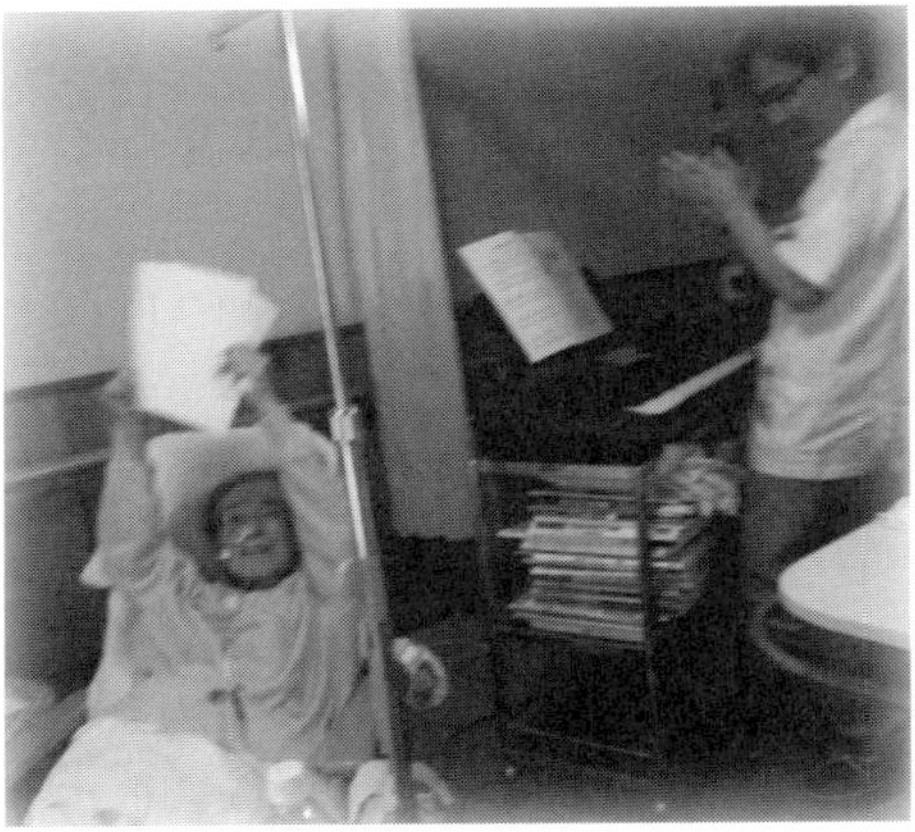

「先生も一緒に来て。あ、そうそう、鍵盤も一緒にね」

と声をかけられ、わかったようなわからないような思いのまま、僕は少し後からシスターの部屋に入った。

すると……。

「Amazing!! 水も飲めなかった私が、ほら、こうして餡の入った葛餅を食べているなんて。まあ、なんということでしょう。人間になったわ。Amazing!! 歌ってくださいな」

なんと、腸閉塞のシスターが葛餅を食べていた!!

Amazingはこちらこそだ……。

Amazing grace, How sweet the sound
That saved a wretch like me
I once was lost but now am found
Was blind but now I see

ホスピスには音楽がよく似合う。音楽にのって魔法使いが踊るがごとく、驚くような奇跡が起きる。でも、北本の病院を離れ、数年前からここでお手伝いをさせてもらうようになっていた僕は、それが奇跡ではないということを知っている。それは、「誰とも交換のできない1回のみの人生を生きる個人（堀川直史）」の物語を大切にする本人も含めたすべての人々が、当たり前のことをおろそかにせず丁寧に一つひとつ積み重ねた、言わば当然の結果なのだ。

「万歳」
シスター、あなたは確かにそう叫んだ。

When we've been there ten thousand years
Bright shining as the sun
We've no less days to sing God's praise
Than when we've first begun
Than when we've first begun

祈りの意味を重んずるが故に「どうしても祈れぬ」と苦悩した独歩が、彼の愛した武蔵野の地で祈りを生きたシスターのこの笑顔を見たらなんと思うだろう。

武蔵野に散歩する人は、道に迷うことを苦にしてはならない。どの路でも明日の向く方へゆけば必ず其処に見るべく、聞くべく、感ずべき獲物がある。（『武蔵野』）

迷うことを苦にしてはならない……。

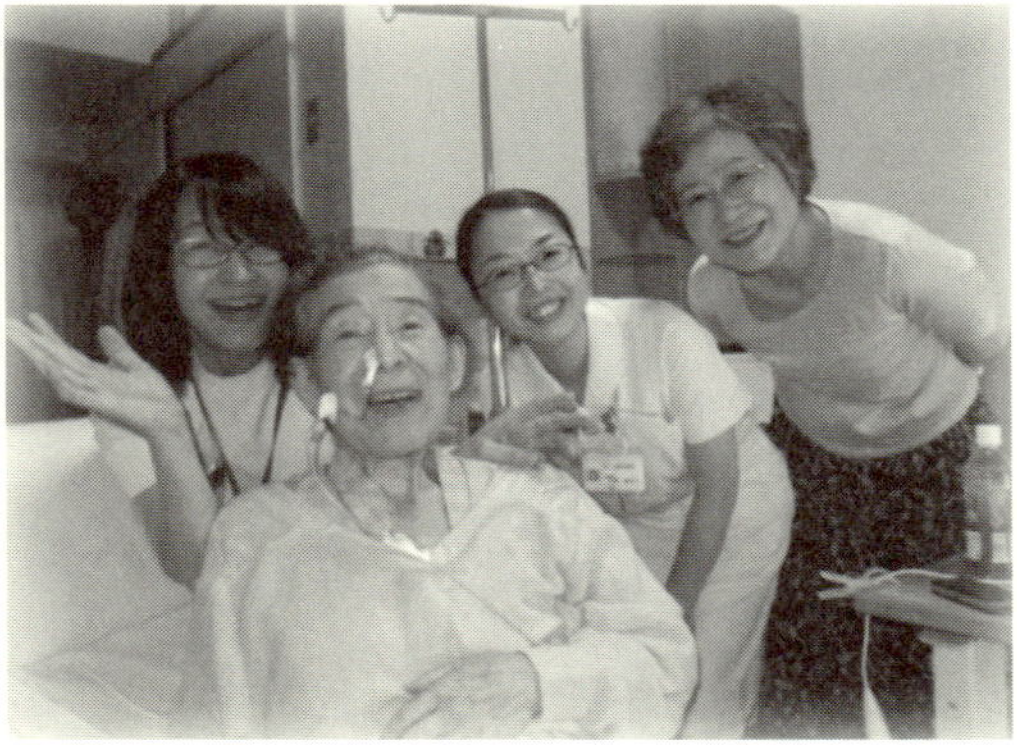

エピローグ

「お父さんの口紅」

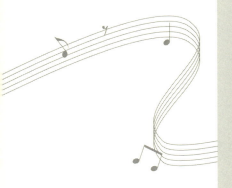

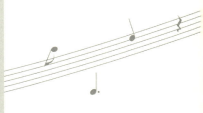

院内で執り行われた結婚式から1週間あまりで、お母さんは自宅に戻った。

8月5日

【S】

（良い表情をされている。調子どう？）

良いですよ。昨日歌を歌ったんです。

（何の歌？）

内緒。楽しかったですよ。

皆さんに感謝です。ありがとうございます。

今日は雨のようですね。

周りは大変でしょうけど、私にとっては恵みの雨です。

雨で全部流せます。

【A】

苦痛の増強もなく表情も穏やかで調子は良さそう。

今回、担当医・病棟看護師が症状コントロールをはじめ様々な準備をしてくれたことで退院が実現した。ご本人もそれを感じており、また本日は新たな出発であると感じているようでS情報につながっている。

【P】

モルヒネは同量での投与を提案させて頂く。

退院できることへの喜びを共有し、チームでも担当させて頂けたことへの感謝を伝え、入院中の介入は終了となる。


少し年月を経てからこうして若女将が記した退院日の記録をひもといてみると、「あの日、お母さんが雨に流したかったものは何だったんだろう」という疑問がわいてくる。母として生きることを願い、いのちのバトンを娘へとつないだ女性は、その家族に支えられて過ごした大切な日々をどのように感じていたのだろう。

娘さんが記していた日記の中に、その答えはあるのだろうか。

8月16日

ベッドサイドで家族みんないるときに、お母さんが、

「明日、起きたら生きてる?」と何度か訊いた。

家族全員で大丈夫だよと話す。

「明日はみんなでコーヒーとパン食べたい」とお母さんが言う。

みんなで食べようと話し、今晩はお兄ちゃんも泊まることになった。

〝明日、起きたら生きてる?〟って言うことは、どこかでお母さんは〝死〟を意識しているんだろう。

明日、生きているかどうかわからない状況って、本人はかなり辛いだろう。

少しでもお母さんが生きられるように、良い環境をつくって、家族全員で一緒にいる時間を

大切にしなくちゃ。

お母さんが少しでも満足いくように、何でもやりたい。

8月17日

今日の朝は家族全員でベッドサイドで朝食。

昨日と違ってお母さん起きてコーヒーとパン食べられた。

家族そろっての朝食なんていつぶりだろう……。

田舎へ家族旅行行って以来じゃないかな?

ベッドサイドに座っているお母さんは、身を乗り出してお兄ちゃんが食べているか確認してた。私はそうめんをたくさん食べたら、お母さん「たくさん食べるね」と。

よく見ている。

8月19日

朝、夢を見ていた。結婚式で着る着物をお母さんが着つけしていて、それを私が手伝っていた夢。「お母さんはこういうこともできるってすごいね」と言ったことを覚えている。夢の中のお母さんは病気前のようにふっくらしてて、笑顔がステキで、しっかり自分の足で立っていた。ふらついていなかった。

目覚めたら現実に戻った。

元気な頃のお母さんに会えてうれしかった。

お父さんが会社行く前に、二人でお母さんをポータブルトイレへ誘導した。足が辛い、動かないと言っていた。日中、一人でできるか不安だった。

お父さんと結婚して良かった？　と訊いたら、大きくうなずいて良かったと。もちろん動画撮ったよ。それ聞いたら、お父さん喜ぶね。

「この家族で良かった、またこの家族でやり直したい」と以前言ってくれたことを思い出してうれしかった。

8月23日

いつもみたいにときどき声を聞きたいけど、まばたきと小さくうなずいてのコミュニケーション。反応はいまいちだけど、寝ているほうがお母さんにとっては良いことだろう。

15時過ぎ、小さな発語があった。

なに？　と訊くと「バイバイ」と。「バーイバイ」と数回話す。

穏やかな表情でそう言う。

一気に涙が出た。

なんで？　苦しいの？　と訊くと、小さくうなずいた。

お父さん、お兄ちゃんも集まり、全員泣いた。

お父さんは、「そんなこと言うなよ、辛い思いさせてごめんな」とお母さんの頭をなでて、泣きながら話していた。

お母さんはもう死を覚悟しているのだろう。

もう楽になりたいんだよね。

私たち家族は一日でも生きていてほしいと願うけど、お母さんは楽になりたいんだよね、ごめんね。

8月25日
午前中、「コーヒー飲みたいな。今、飲みたいな」と自発的に言った。

お父さん、喜んでいて、お父さんは自分のコーヒー、私はお母さんのコーヒーのトロミつきをつくった。

つくったけど、お母さんは飲まずに寝ちゃった……。

午後もお母さんはとても静か。

身体の向きを変えるときに「痛い」と言うだけ。

お父さんはお母さんに「明日もコーヒー飲もうね、おやすみ」と言った。

今日も無事に一日が終了した。

また明日がやってくることを、こんなにも大切に思ったことはなかった。

こんなにも一日一日が大切だと初めて知った。

8月27日

お父さんに手伝ってもらって、退院して初めて洗髪できた。

8月28日

一晩中、お母さんの右手を握って温めていた。

血圧は50〜70くらい。

すごくこわかった。

お父さん、お兄ちゃんを起こすと疲れちゃうのでギリギリまで起こすのを待っていた。

でも、とてもこわかった。

昼近くになって、お父さん、お兄ちゃんがそばにいるから、いつの間にか、お母さんの右手を握ったままベッドサイドで寝ていた。

痰を取るチューブをもらいに出かけ、銀行に寄ってから帰宅。部屋に入ると静かにお母さんが寝ていて、その真横に椅子に座って資料を読んでいるお父さんがいた。すごく落ち着いた光景だった。

お父さんが椅子から立ち上がり、私とすれ違う。痰を取るチューブをセットする、が、よく見るとお母さんの胸が上がっていない。

「お父さん、お母さんの呼吸が止まってる!」

「え!? さっきまで息してたぞ。お母さん、まだいくなよ! お母さん、起きろよ!!」

お父さんの声だけが家中にひびく。

私は手がふるえた。涙も出ているけど、ここは早く動こうと思った。

涙をふきながら訪問看護師さんと先生にTEL。

先生が「行くまでにきれいにしていい」と言ってくれたので、家族全員で泣きながら、声をかけながら死後処置をした。

酸素を止め、管を抜いて……。

早くお母さんをきれいにしたかったから、辛かったけどみんなで頑張った。泣きながらやっていたけど、その間に少しずつお別れもしていた。

パジャマはお父さんが選んだグレーに犬柄。赤いバスタオル一枚を羽織るだけできれいな状態になって、そのときに訪問看護師さんと先生が来てくれた。

先生が「家に帰って、これで良かったね。よく頑張ったね」と。

「家族の太陽が消えた」とお父さんが言った。

お母さん、今まで生きていてくれてありがとう。「いい子だよ～」って声が聞こえなくてさみしいよ。かわいいお母さん、強いお母さん、頑張り屋でなまけた姿は一度も見たことない。

女性としても尊敬できる人だった。

普通のことすべてが、お母さんと過ごせたことが幸せだった。

たくさんの幸せを与えてくれてありがとう、ゆっくり休んでね。

「先生覚えている？　病院で結婚式やったご家族のこと」

木の葉が少しずつ色づき始めた頃、彼女の自宅へ訪問してくれていたスタッフがすれ違いざまに声をかけてくれた。

「そりゃあもちろん。何かあったの？」

「後日談があるの」

「どんなお話？」

「娘さん、式のときにお母さんに紅をさしてもらっていたでしょ？　偶然だったけど、お父さんの会社が神社に納めていた口紅で」

「うん」

「お母さんが亡くなって私たちがお家に着くまでの間に、娘さんたちがちゃんときれいにしてくれていたの」

「ああ、そうだったんだね。大変だっただろうけれど、いい時間になったのかな？」

「そうそう。とってもきれいになってた。可愛い犬が描いてあるパジャマでね」

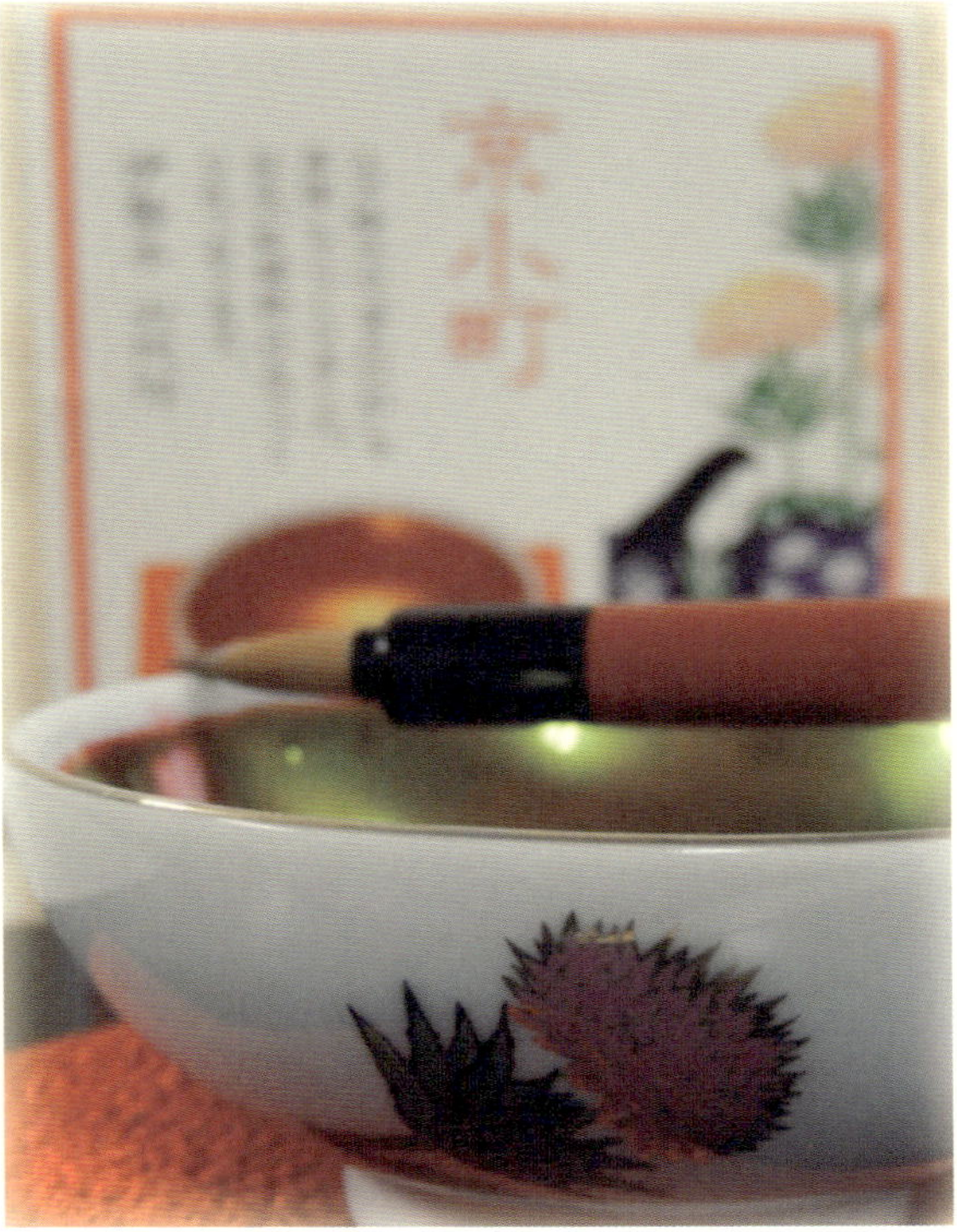
京小町

「ああ、確かチョコっていう名前の可愛い犬がいたね」

「いたいた。それでね、最期のお化粧をするときにとっても大切な口紅を使ったのよ」

「どんな？」

「それがね、やっぱりお父さんの口紅だったの」

「お父さんの口紅？」

「お父さんのいた会社が伝統的に受け継いできた、特別な口紅なんですって。ちょっと素敵でしょ？」

「ちょっとじゃないさ……」


お別れのとき、お母さんはまっすぐにお父さんのほうを向いたままだったという。

切ないようなあたたかいような、何とも言えない思いに戸惑う僕の心の奥底を、京都の東本願寺に掲げられている「今、いのちがあなたを生きている」という文字がよぎった。母としての役割を生ききった女性のいのちは、あなた一人だけのものではなかった。そして、あなたはいつの頃からかきっとそのことに気づいていた。あなたを生きたいのちは、優しく彩られた豊かなメロディーを、今もなお大切な家族の中に奏でている。

日記の最後の一ページには、8月29日とだけ記されていた。

〈本書に登場する曲目リスト〉

「今、春がきて……」まえがきに代えて

- なごり雪（作詞・作曲：伊勢正三、1974年）

プロローグ「私、いつまで生きられるの？」

- ハナミズキ（作詞：一青窈・作曲：マシコタツロウ、2004年）

第１章「あのね、かなちゃんに聞いてほしいことがあるの」

- Happy Birthday to You（作詞：不詳・作曲：Mildred J. Hill/Patty Smith Hill、1920年頃）

第２章「生ききる、ゆたかに」

- M（作詞：富田京子／作曲：奥居香、1989年）

第３章「幸せだなぁ」

- 君といつまでも（作詞：岩谷時子／作曲：弾厚作〔加山雄三〕、1965）

第４章「出番だよ」

- I believe（作詞：絢香／作曲：絢香・西尾芳彦、2006年）
- 故郷（作詞：高野辰之／作曲：岡野貞一、1914年）

コラム「聴かせて下さい、あなたの音」

- お星が光る（讃美歌、ドイツ民謡）
- 吉里吉里の子守唄（民謡）
- 舟歌（作詞：阿久悠／作曲：浜圭介、1979年）
- 私のふるさと～吉里吉里～（作詞・作曲：植木亜弓、2004年）

第５章「私は毎日写真を撮りたい！」

- 手紙～拝啓 十五の君へ～（作詞・作曲・編曲：アンジェラ・アキ、2008年）

第６章「Amazing!!」

- Amazing Grace　作詞：John Newton／作曲：不詳、19世紀）

〈参考・引用文献〉

- 呉　東進 編著，日本音楽医療研究会 監：医学的音楽療法：基礎と臨床．北大路書房，2014.
- 日本緩和医療学会　編：がんの補完代替療法クリニカル・エビデンス2016年版，金原出版．2016.
- 國木田獨歩：武蔵野．新潮社（改版），1949.
- 國木田獨歩：獨歩病牀録（縮刷独歩叢書，10）．新潮社，1925.

〈著者紹介〉

儀賀理暁（ぎかまさとし）

（埼玉医科大学総合医療センター呼吸器外科准教授／緩和ケア推進室室長
フェリス女学院大学音楽学部非常勤講師）

1969年　東京都生まれ
1993年　慶應義塾大学医学部卒業、同外科学教室に入局
2000年　帝京大学医学部外科学講座
2005年　埼玉医科大学総合医療センター呼吸器外科助教
2009年　同呼吸器外科専任講師
2011年～ フェリス女学院大学音楽学部非常勤講師
2012年～ 埼玉医科大学総合医療センター緩和ケア推進室室長
2013年～ 同呼吸器外科准教授
2016年～ 国立大学法人埼玉大学教育学部非常勤講師

がん診療を中心とした日々の臨床に従事するとともに学校教育の現場へと出向き、いのちの時間を生きる患者さんの思いや自身の経験を、今とこれからを生きる子どもたち、そしてその子どもたちと歩む先生方へと伝え続けている。

あのね、かなちゃんに聞いてほしいことがあるの
――緩和ケアが音楽を奏でるとき

定価（本体1,800円＋税）

2017年1月25日　第1版発行

著　者　儀賀理暁

発行者　梅澤俊彦

発行所　日本医事新報社　www.jmedj.co.jp
〒101-8718 東京都千代田区神田駿河台2-9
電話　03-3292-1555（販売）・1557（編集）
振替口座　00100-3-25171

印　刷　日経印刷株式会社

カバーデザイン　大矢高子／デザイン　吉田ひろ美

JASRAC 出　1615180-601

ISBN978-4-7849-4334-0 C3047 ¥1800E